生物医学工程实践教学联盟规划教材

生物医用功能材料
实践教程

熊非　王兆　编著

U0254761

东南大学出版社
SOUTHEAST UNIVERSITY PRESS
·南京·

内 容 简 介

随着新型生物材料的快速发展,新型生物医用功能材料有着广阔的需求空间。作者根据多年的学习体会与执教经验,将课堂授课和实验教学相结合,撰写了这本《生物医用功能材料实践教程》。书中分为理论和实验两大部分。理论部分主要介绍了生物医用功能材料的分类、制备、表征及应用;实验部分有 8 个典型实验案例,每个实验都按实验目的、实验原理、实验材料、实验步骤、注意事项和示例图片等部分编写,可使学生明确每个实验的训练目的,熟悉实验的原理,了解实验所需的各项材料及其功用,进而掌握成熟细致的实验步骤及实验各环节应注意的事项,以保证实验的质量。同时本书提供了典型实验结果,作为评判实验效果的依据。

图书在版编目(CIP)数据

生物医用功能材料实践教程 / 熊非,王兆编著. --
南京:东南大学出版社,2024.7
　　ISBN 978 - 7 - 5766 - 0568 - 6

　　Ⅰ.①生… Ⅱ.①熊… ②王… Ⅲ.①生物材料-医用高分子材料 Ⅳ.①R318.08

中国版本图书馆 CIP 数据核字(2022)第 242890 号

责任编辑:姜晓乐 责任校对:韩小亮 封面设计:王 玥 责任印制:周荣虎

生物医用功能材料实践教程

Shengwu Yiyong Gongneng Cailiao Shijian Jiaocheng

编　著:熊　非　王　兆
出版发行:东南大学出版社
社　址:南京四牌楼 2 号　邮编:210096
出 版 人:白云飞
网　址:http://www.seupress.com
经　销:全国各地新华书店
印　刷:广东虎彩云印刷有限公司
开　本:700 mm×1 000 mm　1/16
印　张:7.75
字　数:139 千字
版　次:2024 年 7 月第 1 版
印　次:2024 年 7 月第 1 次印刷
书　号:ISBN 978 - 7 - 5766 - 0568 - 6
定　价:39.80 元

本社图书若有印装质量问题,请直接与营销部联系。电话(传真):025 - 83791830。

序

  功能材料泛指具有优良电、磁、光、热、声和力学性能以及化学生物学功能的非结构用途的高新技术材料，功能材料产业属于国家战略性新兴产业。近十多年来功能材料进入了生物医药领域，开展疾病诊断治疗以及组织器官修复替换或功能增强等应用研究，成为生物材料的新增长点。生物纳米技术的发展为生物材料研究开辟了许多新领域，纳米粒子能穿过组织间隙，能被细胞吸收，在药物精准递送和智能释放方面展现出极具想象力的应用前景，已经实现了口服、静脉注射及敷贴等多种给药途径，具有靶向、缓释、高效、低毒等优势。生物医用功能材料替代受损组织器官能够实现良好的功能及完美的外形，达到传统治疗方法难以完成的疗效。

  生物医用功能材料研究成果丰富，其产品种类多且迭代更新快。该领域从业人员要求学科面广、知识更新能力快，特别需要有很强的实践能力和丰富的实验技能。编写一本注重培养学生医用功能材料实验能力的教材对于该学科及其产业的发展十分重要。熊非等人编著的《生物医用功能材料实践教程》作为生物医学工程专业本科生和研究生教材，填补了国内"生物医用功能材料"实验教材的空缺。教材选择医学诊断和治疗中具有若干代表性的功能材料，如纳米粒子、水凝胶、脂质体、微球、纳米乳等，以实验教学为主并结合基础理论授课，培养学生综合运用专业知识分析和解决具体问题的能力，提高学生的创新思维。该教材聚焦提升学生的专业实践能力，也可用于学生创新创业实践，具有综合、交叉、前沿、创新、全链条训练的特色与优势。

  我很荣幸为该书作序。希望该教材为生物医学工程及相关专业的教师和学生在生物医用功能材料课程的教学过程中提供有益的帮助，也可以为从事生命科学、临床医学和材料科学的科研人员以及从事生物医用功能材料产品的研发人员提供参考。

陆祖宏

2024 年 3 月

于东南大学九龙湖校区

前　言

　　随着新型生物材料的快速发展，新型生物医用功能材料面临着巨大的临床需求。针对需要深入研究的生物医学工程专业本科培养模式，编者根据多年的经验与体会，通过将课堂授课和实验教学相结合，编写了《生物医用功能材料实践教程》一书。书中提供详细的应用实例，使学生在学习本书后能掌握具体的实验方法，同时配有大量插图、实例，让概念更清晰化。同时，将思政元素融入教材，激发学生对专业的使命感、责任感以及专业学习激情，培养学生的民族自信、工匠精神和家国情怀。

　　本书从实验相关的基本原理出发，以高技术应用为导向培养学生的实验操作和技能训练，根据教学和材料的实际应用需要，为生物医学工程相关专业的本科教学而编写，并为后续研究生培养奠定基础，也可供生物材料、组织工程等相关专业参考使用。由于材料技术发展日新月异，加上编者水平有限，不足之处敬请读者批评指正。

　　参加本书编写的人员有刘思佳、孙玉祥、黄锦鑫、马茗熙。编写过程中参考了诸多文献，主要参考文献都列于书后，在此谨向所有参考文献的作者致以诚挚的感谢。在本书的编写和出版过程中，得到了东南大学生物科学与医学工程学院的大力支持，在此表示衷心的感谢！

编者

2023 年 5 月

目　录

第二部分　实践部分

第一部分

理论基础

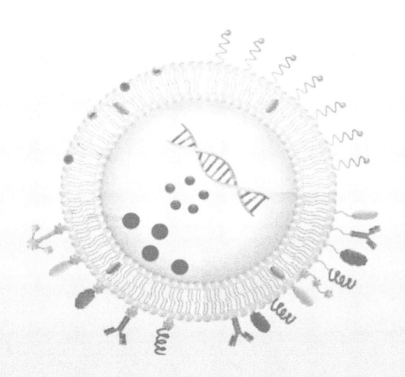

第1章　生物医用功能材料简介

1.1　生物医用功能材料介绍

进入21世纪以来，全球科技创新进入空前密集活跃的时期，新一轮科技革命和产业变革正在重构全球创新版图、重塑全球经济结构。以合成生物学、基因编辑、脑科学、再生医学等为代表的生命科学领域孕育着新的变革。从20世纪60年代开始，功能材料的开发研究逐渐受到了各国的广泛重视。党的二十大报告指出，要"加强基础学科、新兴学科、交叉学科建设""推动战略性新兴产业融合集群发展，构建新一代信息技术、人工智能、生物技术、新能源、新材料、战略装备、绿色环保等一批新的增长引擎"，报告将我国生命科学及其交叉学科领域的发展摆在了战略高度。我国已将生命科学和新材料科学列为21世纪重点发展的领域，生物材料作为生命科学和材料科学的交叉领域，是国家宏观规划优先发展的重点。这其中表现出独特生物医用功能的材料更是处于科学研究的前沿。生物医用功能材料（图1-1-1）是发现和利用生物材料的物理、化学、生物特性，并将这些特性应用于诊断、治疗、修复、替换人体组织及器官或增进其功能的材料。与生物材料不同的是，生物医用功能材料更加突出材料的功能性，如贵金属纳米材料独特的表面等离子共振效应可以应用于基因和蛋白的可视化检测，磁响应材料可以利用交变磁场的磁热效应实现热疗等。

生物医用功能材料涉及材料学、化学、物理学、生物学、医学、药学、工程学等多门学科的知识，是当代科学技术中涉及学科最为广泛的多学科交叉领域。生物医用功能材料作为医疗器械管理范畴，与药物具有同等的重要性，是保障人类健康的必需品。抛开功能性而言，一般的生物材料制品包括基础医疗器械如药品注射器具、手术器械、卫生护理器械等，也包括高端的电子计算机断层扫描（Computed Tomography，CT）、血管造影剂、人工骨修复材料、药物控释材料等。随着在临床上

(a) 聚合物纳米粒子　(b) 脂质体　(c) 量子点　(d) 金纳米粒子

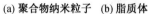

  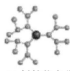 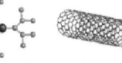

(i) 上转换发光纳米材料

(e) 介孔纳米材料　(f) 磁性纳米粒子　(g) 树枝状大分子　(h) 碳纳米材料

图 1-1-1　生物医用功能材料

(图源：王景昌,田羽竹,王卫京,等.功能化生物医用材料的研究进展[J].塑料科技,2019,47(10):148-153.)

的大量使用,传统生物材料暴露了不少问题,尤其是材料缺少功能性而不能完全契合机体组织发挥功能,并且机体复杂的环境,如氧化还原性、免疫性等会导致材料的不稳定性,这也会增加材料的不可靠性。随着微观表面技术尤其是纳米技术的发展,在对传统材料进行表面纳米化处理或者功能化处理后可以有效改善上述临床应用问题。如在植入器械表面进行软纳米处理后可以显著增加材料的生物相容性,并且降低长期的免疫源性。事实上,这类产品如纳米羟基磷灰石-聚合物复合人工骨已经在我国取证上市。利用等离子喷涂或者电化学法可以实现这样的功能材料制备。羟基磷灰石能够促进早期间充质干细胞在植入物表面向成骨细胞分化,促进骨在植入物表面的生长及稳定性,这种组织诱导功能材料正是目前组织工程领域研究的重点。

　　生物医用功能材料除了广泛应用于医疗器械和组织工程修复中外,在医学诊断和生物分离过程中也具有广阔的研究前景。目前我国还缺少针对复杂疾病的早期诊断的生物学指标和敏感的具有特异性的实验室诊断方法,尤其是对肿瘤微病灶残留的检测以及隐性肿瘤的病灶的检测。因此,对低浓度水平的生物指标进行高灵敏、高特异性检测就很有研究价值。生物功能材料在这方面就具有优势,如基于纳米金的表面功能化构建全血免疫分析载体以及自组装形成表面增加拉曼活性基底。同时,纳米金为生物体系中与电子传递过程相关的生物信息检测提供平台,可以构建检测不同种类物质的生物传感器(图 1-1-2)。

　　生物功能材料的另一个重要研究及应用领域就是影像诊断,这包括应用于磁共振成像(MRI)的造影剂、电子计算机断层扫描(CT)的造影剂和光声成像(Photoacoustic Imaging, PAI)的造影剂等。具有磁响应功能的超顺磁性氧化铁

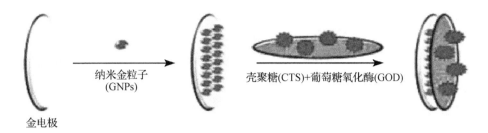

图1-1-2 壳聚糖-纳米金自组装葡萄糖生物传感器

（图源：李佳馨,胡云云,廖芸芸,等.壳聚糖-纳米金自组装葡萄糖生物传感器的研究[J].西昌学院学报（自然科学版）,2017,31(3):15-17.）

被应用于增强 MRI 成像,贵金属粒子的射线阻断功能可以增强 CT 造影效果,而具有光热响应释放氧气功能的复合纳米金可以增强 PAI 成像效果。因此,在生物影像及分子诊断领域中生物功能材料也是研究的重点。

总体而言,从临床使用需求角度讲,生物医用功能材料的应用主要集中在矫形与整形、心脑血管系统、口腔医学、医学诊断与生物分离、载药微系统、组织工程、体外人工器官、计算机模拟仿型制造等领域。就技术层面而言,生物医用功能材料的核心种类包括组织诱导性生物功能材料、组织工程化材料、表面改性及修饰材料、生物衍生材料及功能器官、功能纳米材料、功能耦合的复合材料、具有控释功能或者靶向功能的药物封装材料等。

1.2 生物医用功能材料分类

生物材料大致分三类,分别是金属材料、无机材料和有机材料。以惰性金属材料为代表的骨修复材料已经广泛应用于临床,如钛合金骨钉;以羟基磷灰石为代表的无机材料也在人工骨材料的制备中得以应用;随着临床需求的激增以及组织工程的发展,以合成高分子材料和天然高分子材料为代表的有机材料在最近十几年被大量研究。得益于天然材料良好的生物相容性、低细胞毒性和加工成型性,这类材料在人工器官模拟物的制备中大放异彩。以壳聚糖为原料制备的人工神经修复支架已经获得国家许可上市,以壳聚糖粉为原料的快速止血粉已经在国内上市销售,以蚕丝蛋白为原料制备的丝素神经修复支架正在国内进行临床试验（图1-1-3）。

生物功能材料分为天然生物功能材料、合成生物功能材料和纳米生物功能材料三类,当下纳米功能材料的研究成为了生物医用材料领域的重点。同时,

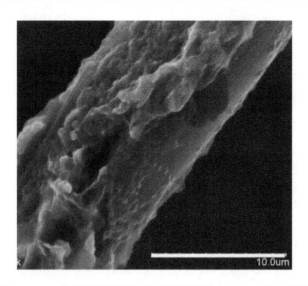

图 1-1-3　软骨脱细胞基质涂层丝素导管支架的扫描电镜图

(图源：Zhu C，Huang J，Xue C，et al. Skin derived precursor Schwann cell-generated acellular matrix modified chitosan/silk scaffolds for bridging rat sciatic nerve gap[J]. Neuroscience Research，2018，135：21-31.)

化学工艺的发展也促进了人工高分子聚合物材料的发展，这类材料可以按照使用环境的需要进行合成使用。相比于天然高分子材料有序固定的分子结构和特性，人们可以利用化学技术对人工高分子材料进行修饰、改造，实现更理想的功能。典型的如不同相对分子质量的聚乙烯亚胺（PEI）具有不同的生理功能，相对分子质量为 600 的 PEI 表现出低生物毒性，但是相对分子质量在 2 000 以上的 PEI 就具有潜在的生物毒性，所以在应用 PEI 进行药物剂型改进或者用作阳离子修饰物时可以使用低相对分子质量的，但是在进行体外离子吸附时就可以考虑使用更高相对分子质量的 PEI。

1.2.1　天然生物功能材料

蛋白质、氨基酸、多糖、脂质等天然高分子化合物是构成人体组织的基本物质单元。这类天然高分子材料也是人们最早研究和使用的生物材料。这类材料的多功能性、与生物体的生物相容性、生物可降解性是合成材料不可替代的优点。更重要的是，这类材料具有加工成型性，并且还具有自身独特的功能，如蛋白类材料的变性能力以及折叠形式的改变能力、由氨基酸构建的人工多肽特定的生物活性、多糖类物质的易交联性，脂质类物质的易跨膜（细胞膜）性等。天然生物材料主要有两类，即多糖类和蛋白类，前者包括纤维素、壳聚糖、透明质酸等，后者包括胶原、丝素蛋白等。

以多糖类的透明质酸(HA)为例,HA 是天然高分子直链多糖,由 N-乙酰基-D-葡萄糖胺与 D-葡萄糖醛酸交替连接而成的线型多糖(图 1-1-4 和图 1-1-5)。HA 有一个氢键稳定的构型,即每个二糖体结合 4 个氢键形成一个螺旋带状结构,平行于螺旋轴,这赋予了 HA 在溶液中具有一个可伸缩的高度溶剂化的螺旋状结构,并且这种氢键稳定结构使其能吸附大量的水分子。高浓度的 HA 会形成连续网状结构并表现出流变性。同时,HA 中存在的羧基在生理 pH 条件下能完全游离,HA 的聚阴离子特征使它对离子强度和 pH 敏感,这表现在低离子强度时,分子由于电荷间的排斥而使溶液的黏度增加。这些性质共同赋予了HA 如下功能:黏弹性功能、假塑性功能、组织分离功能、软组织恢复功能、黏性堵塞功能、黏性止血功能等。因此,HA 广泛应用于眼科手术粘弹剂、关节炎治疗、软组织填充、药物缓释等领域。

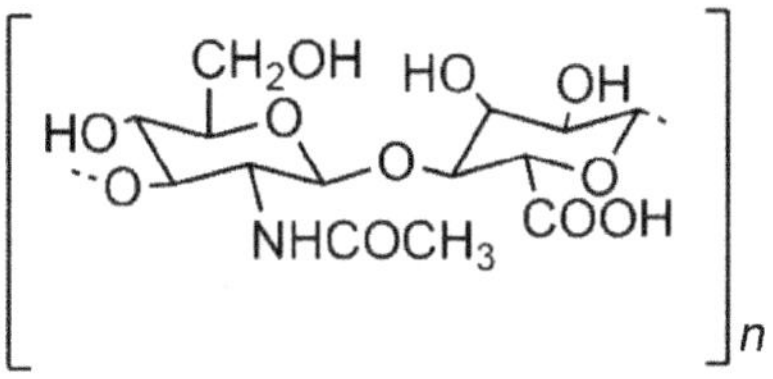

图 1-1-4 透明质酸(HA)化学结构

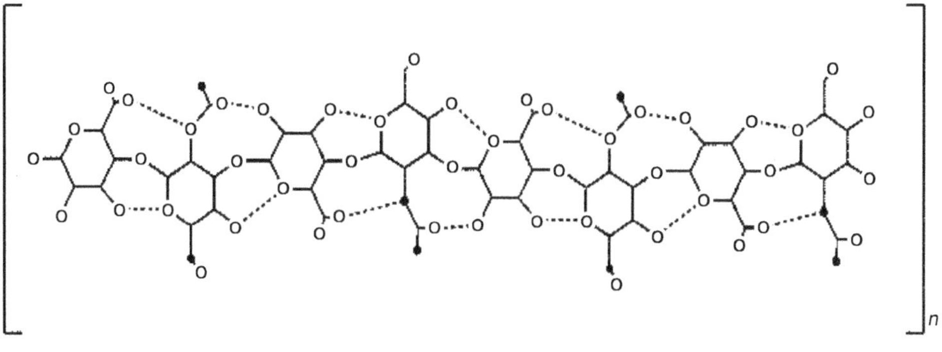

图 1-1-5 氢键稳定的 HA 线性结构

1.2.2 合成生物功能材料

合成生物功能材料以聚合材料为主,因为其多变的组成、可设计的性能得到研究者的青睐。随着聚羟基乙酸缝合线和四种聚氨酯心血管材料的出现,生物医药材料进入以分子工程研究为基础的发展期。目前研究已经从寻找替代生物组织的合成材料转向研究具有主动诱导、激发人体组织器官再生修复的新型功能材料,尤其是与其他生物安全性较好的天然材料联合使用,既可以实现预想的材料功能,又可以显著增加材料的使用安全。从降解角度看,合成生物材料可以分为生物惰性材料和生物降解性材料,前者包括聚烯类、聚酯类等,后者包括聚氨基酸类、聚酸类等。然而,并非所有的合成生物材料都具有显著的、独特的功能性,但是在这些高分子聚合物的侧链上导入官能基团或修饰物可以制备具有特殊功能的生物功能材料。

聚乙二醇(PEG)是医用材料中研究较多的表面修饰物,广泛用于与低溶解度的药物或者无机纳米材料复合来进行药物输送(图 1-1-6)。PEG 通常以高水合状态存在于聚合物表面,由于渗透性或者熵效应呈现出立体排斥性,在药用输送过程中具有较好的掩蔽作用,避免药物或者纳米材料被免疫系统识别和清除。除此之外,其高水合效应可以延长药物血液循环时间,增加药物稳定性的同时增加半衰期。同时与磷脂复合后形成磷脂-PEG 修饰材料,可以用于脂类药物的包封和助溶,提高药物的稳定性,延长循环时间。根据熵排斥理论和渗透排斥理论,

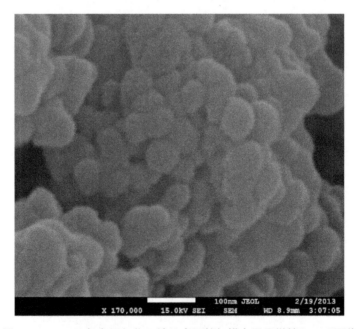

图 1-1-6 PEG 复合四氧化三铁纳米颗粒扫描电子显微镜(SEM)图像

(图源:Junejo, Y, et al. Simple hydrothermal synthesis of Fe_3O_4-PEG nanocomposite[J]. Central Euroean Journal of Chemistry,2013,11(9):1527-1532.)

PEG 可以阻止聚合物无规则线团的自发压缩作用,同时抑制水合线团中的结合水和自由水的释放,这是 PEG 修饰的表面具有抗蛋白质吸附的关键原因。

　　合成生物功能材料在特定材料配合使用下可以实现条件响应性功能,研究较多的是 pH 响应、温度响应、光响应、电场响应。条件响应功能材料在智能药物输送系统中得到广泛关注。以 pH 响应材料为例,这类材料的主链或侧基存在随 pH 变化而接受或失去 H^+(质子化或去质子化)的基团。如聚丙烯酸在碱性条件下去质子化,聚甲基丙烯酸- N,N'-二乙基氨乙酯在酸性条件下能够实现质子化。有研究表明,酸性条件下,聚甲基丙烯酸(PMAA)的羧基上的酸性氢离子与 PEG 的醚氧基团形成氢键,得到稳定的但是难溶于水的高分子复合物。但是当 pH 升高时,PMAA 的羧基去质子化,无法与 PEG 形成分子间氢键,复合物之间的稳定性被破坏,二者可以重新溶解于水中(图 1-1-7)。因此,此类材料具有 pH 响应性的功能。

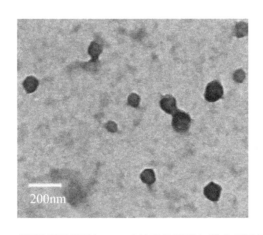

200nm

图 1-1-7　聚甲基丙烯酸(PMAA)纳米粒子的扫描电子显微镜图像

(图源: Zhang Y, Gu W, Zhao J, et al. A facile, efficient and "green" route to pH-responsive crosslinked poly(methacrylic acid) nanoparticles[J]. Colloids & Surfaces A Physicochemical & Engineering Aspects, 2017, 531:1-8.)

　　再以温度响应材料为例,聚 N-异丙基丙烯酰胺和聚 N,N'-二乙基丙烯酰胺是典型的温敏型材料,它们分子间具有平衡状态的亲疏水结构。这类材料具有相变温度,温度转变点也被叫作低临界溶液温度(LCST)。当温度低于 LCST 时,功能材料分子与水分子发生水合作用而溶于水;当温度高于 LCST 时,亲水基团与水分子之间的亲和作用(氢键作用)减弱,发生脱水化作用,材料的疏水链分子间相互聚集从溶液中沉析出来。通过调控材料的疏水端和亲水端的比例平衡可以控制 LCST,这类材料为温度响应性的药物智能递送提供较好的选择。

1.2.3　纳米生物功能材料

纳米技术的发展使我们能够在一个全新的纳米尺度范围内设计材料。纳米技术就是在纳米尺寸范围内直接操纵、合理安排原子位置与结构的新技术,反映人类的视角和操纵点已经触及原子、分子水平。纳米技术包含多种学科和技术,如纳米加工工艺、纳米力学、纳米电子学、纳米材料、纳米催化、纳米化学、纳米表面修饰、纳米生物学等。天然高分子材料在进行纳米化处理后表现出高效的载药特性和载药缓释性。纳米态的金属及金属氧化物材料表现出与宏观材料不同的性质,如不同纳米尺寸的金可以显示出不同的颜色,纳米尺寸的金还可以表现出类生物酶的催化功能。纳米材料在诸多方面与宏观材料所表现出的物理和化学性质差异巨大,以纳米材料的五大效应最为突出,而纳米功能材料的功能很大程度上就是基于这五大效应。

（1）体积效应

当纳米颗粒的粒径大小与传输电子的德布罗意波相同或者更小时,周期性的边界条件将被破坏,出现纳米粒子特有的体积效应,如磁力、内压、光吸收、热阻、化学活性、催化作用和熔点等都与一般的粒子有显著的差别,纳米粒子的以下几个方面效应及其多领域的应用都是基于其体积效应。例如,纳米粒子的熔点可能远远小于块状品的熔点,这种特性为矿产冶金工业提供了一个新的工艺;利用等离子共振频移与纳米粒子粒径大小变化的性质,可以改变纳米粒子的尺寸大小,控制吸收的位移,制造有一定频宽的微波纳米材料,用于屏蔽电磁波、隐形飞机等。

（2）表面效应

表面效应是指纳米颗粒表面原子与总原子数之比随着纳米颗粒粒径的变小而急剧增大后所引起的性质上的变化。与此同时,由于表面原子的数量大幅增加,原有物种的键合状态也会有所改变,因为表面原子配位不饱和度远高于体相原子,这种键合状态的改变会在纳米颗粒表面产生很多配位不饱和的活性中心、表面结构缺陷等,导致其化学性能的改变。因此,纳米材料中的表面原子具有非常高的活性和热动力学的不稳定性,可以轻易地与其他原子结合,以降低自身的表面张力,这些原子通常会在空气中自燃,例如钯纳米颗粒。表1-1-1给出了纳米粒子尺寸与表面原子数的关系。

表 1-1-1　纳米粒子尺寸与表面原子数的关系

粒径/nm	包含的原子/个	表面原子所占比例/%
20	$2.5×10^5$	10
10	$3.0×10^4$	20
5	$4.0×10^3$	40
2	$2.5×10^2$	80
1	30	99

（3）量子尺寸效应

金属能带理论指出,费米能级附近的电子能级一般是连续的。粒子尺寸下降到一定值时,接近费米能级的电子能级由准连续能级变为分立能级的现象称为量子尺寸效应。库博(Kubo)采用一电子模型求得金属超微粒子的能级间距为:

$$\delta = \frac{4E_f}{3N}$$

式中: E_f 为费米势能; N 为微粒中的原子数。宏观物体的 N 趋向于无限大,因此能级间距趋向于零。纳米粒子因为原子数有限, N 值较小,所以有一定的值,即能级间距发生分裂。

纳米金属粒子的特性与普通金属粒子完全不同。例如,普通的银是一种极好的电子导体,而纳米银颗粒在小于 20 nm 时会成为绝缘体;二氧化硅是一种传统的绝缘体物质,它会在纳米态转变为一种电子导体。半导体纳米粒子的电子态由体相材料的连续能级随着尺寸的减小过渡到具有分立结构的能级,从吸收光谱上就可以看出这一点,即从没有结构的宽吸收带过渡到具有结构的特征吸收带。处于分立的量子化能级中的电子在纳米粒子中的波动产生了一系列纳米粒子的特性,如高的光学非线性及特定的催化性和光催化特性等。

（4）宏观量子隧道效应

微观粒子穿过势垒的能力被称为隧道效应。宏观物理量在量子相干器件中的隧道效应称为宏观隧道效应。在磁化强度方面,当磁粒子的尺寸在纳米范围内时,磁性会从铁磁性转变为顺磁性或软磁性。这一概念可以从定性上解释超细镍粒子在极低温度下保持超顺磁性的原因。

（5）介电限域效应

纳米粒子的介电限域效应也引起了科学界的广泛关注。在实际样品中,颗粒被空气、聚合物、玻璃和溶剂等介质包围,这些介质通常低于无机半导体的折射率。在光的照射下,由于折射率不同从而产生界面,纳米半导体表面附近、纳米半导体表面,甚至在纳米粒子内的区域电场强度比辐射光的发光强度大得多。这种强大的局部电场强度效应直接影响半导体中的光物理和非线性光学特性。对于多相反应体系中使用的光催化材料以及无机-有机杂化材料,介电限域效应对反应过程和动力学有重要影响。

纳米化功能材料目前也是研究的前沿领域,但是材料的复杂性、不稳定性及与宏观材料安全性的差距等是限制该种材料进一步应用的重要因素。但是大量的研究结果显示,纳米化处理技术可能是改造传统生物材料从而实现独特功能的有效技术,尤其是在诱导组织自主修复以及改善药物病灶递送方面。但是相关的研究大多还处于实验阶段,需要进一步研究传统生物材料的纳米化处理工艺、功能的最优化,以及潜在的风险等。生物医用功能材料作为交叉学科领域的技术基础,能够为许多生物相关产业赋能,学科的理论意义和现实意义十分契合国家的产业升级战略,这要求我们在学习中将重点概念的理解与实验操作相结合,着重打牢理论基础与实践基础。

第 2 章　生物医用功能材料的表征

2.1　生物医用功能材料制备方法概述

　　生物医学功能材料的制备方法与生物材料的制备方法相似,常规的制备和加工方法已经有多部著作可供参考,可以参考石淑先主编的《生物材料制备与加工》一书。生物医学功能材料的制备方法相比于常规生物材料的制备方法更精细化,要更加关注官能基团或结构的功能最优化。以天然功能材料壳聚糖为例,在进行甲壳素脱乙酰基时要考虑温度及 pH 条件对壳聚糖的影响。通常情况下,温度越高,获得的壳聚糖的黏度越低。这是因为在碱液下促进乙酰氨基水解的同时,能够使分子链上的糖苷键水解断裂,使壳聚糖的相对分子质量降低,黏度变小。而黏度变小后,会影响壳聚糖的加工成型性能,使材料的韧性降低。

　　此外,壳聚糖具有多个活性官能基团,可以进行修饰后改变其功能。其糖基上的 C3 和 C6 位上的羟基为活性羟基,C2 位上的氨基为活性氨基,这些活性基团在适当条件下可以发生酰化、酯化反应,因此可以进行侧枝反应和交联反应,从而使壳聚糖获得特殊功能。如壳聚糖在经醚化改性后获得的羧甲基壳聚糖可以显著改善壳聚糖的溶解性,使其成为水溶性的壳聚糖(图 1-2-1)。

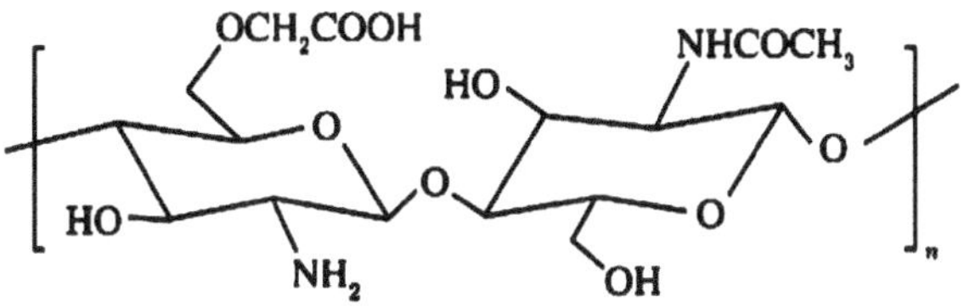

图 1-2-1　羧甲基壳聚糖的化学结构图

(图源:王少晨,尤静,苗延青等.羧甲基壳聚糖化学修饰的研究进展[J].化工科技,2021,29(02):64-71.)

2.2　生物医用功能材料表征方法简介

生物功能材料的表征方法和技术涉及诸多领域,如组织工程材料领域应用较广的力学测试仪和扫描电子显微镜,检测领域使用较广的分光光度计和拉曼测试仪,与纳米化表征相关的透射电子显微镜,以及结构分析时使用的红外光谱仪、核磁氢谱仪等。下面就对常规的表征技术做一些简单介绍。

2.2.1　扫描电子显微镜

扫描电子显微镜(Scanning Electron Microscopye,SEM)也可简称"电镜"(图 1-2-2)。它通过电子束轰击样品表面,采集经电子和物质的相互作用所产生的包括二次电子、背散射电子、吸收电子、透射电子、电子束感生电效应等在内的多种信号,得到待测物质微观形貌的信息,从而实现对被测样品表面或断口形貌的观察和分析,获取样品本身的物理、化学性质的信息,如形貌、组成、晶体结构、电子结构和内部电场或磁场等。近年来,相继出现了一系列扫描电镜的专用附件,包括能谱仪(EDX)、波谱仪(WDX)、电子衍射仪(ED)等,使扫描电镜发展成一种功能多样、操作直观快速的大型分析仪器,广泛应用在材料科学、生命科学、物理学、化学等学科领域。扫描电镜的优点主要包括:

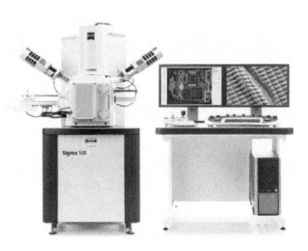

图 1-2-2　蔡司场发射扫描电镜 SIGMA 500

(图片来自网络)

（1）放大的倍率可以不断地连续调节，从几十倍到几十万倍，并可以根据有效放大倍率和样品分析的必要性来选择；

（2）目前可达到 1 nm 的高分辨率；

（3）图像具有较大的景深，立体感较强，对于粗糙断口的样品同样适用；

（4）精确度很高，特别适用于断口失效分析；

（5）样品制备简单，样品可为自然面、块状、粉末状、反向或透光光片，不导电的样品可以蒸镀一层厚 20 nm 的导电膜；

（6）具有图像处理和图像分析能力，配有附件的扫描电镜也能进行制冷、加热、拉伸和弯曲等动态实验，并监测样品相变和形态的变化等。

而影响扫描电镜成像的因素主要有加速电压、发射电流、束斑尺寸、工作距离、扫描速度，以及图像反差和亮度等，需要根据观察的对象进行合理的选择。

2.2.2 透射电子显微镜

透射电子显微镜（Transmission Electron Microscopye，TEM）是以波长很短的电子束作照明源，用电磁透镜聚焦成像的一种高分辨率、高放大倍数的现代综合性大型分析仪器，在物理学、材料研究等各种科学研究领域得到广泛的应用（图 1-2-3）。与扫描电子显微镜不同，透射电子显微镜顾名思义是用电子束透过薄的试样来观察其内部结构的显微镜。现在 TEM 有两种最常见的工作模式——显微成像模式和电子衍射模式。成像模式下，我们可以得到样品的三级放大图像，用于分析样品的形貌、结构等；衍射模式下，我们则可以得到样品的二级放大衍射谱，由此对样品进行物相分析。透射电子显微镜的优点十分显著：最主要的就是具有百万级别放大倍数，在晶体样品分析方面应用广泛，是直接观察晶体缺陷的有利工具。同时，透射电子显微镜作为一种综合性大型分析仪器，可以一并配备很多种类的附件，例如扫描附件、能量色散 X 射线谱仪、电子能量损失谱仪、图像过滤器、特种样品台等，这些附件与 TEM 配合使用，扩大了它的应用范围，大大拓展了透射电镜的功能。但是透射电镜也具有一定的缺陷，其中最大的局限性是透射电子显微镜要求观察的样品对电子束"透明"，不仅需要电子束具有足够高的能量，而且样品厚度要很薄，应控制在 100～200 nm 之间，因此制备较为烦琐。随着技术的发展，新型显微镜观察更加精密，其优势较透射电镜更加明显，且应用对象也更加广泛。此外，电子显微镜由于本身的设计原理和现代加工技术手段的限制，分辨本领已接近极限。要想再进一步研究尺度更小的物质微粒,还需要隧道扫描显微镜。

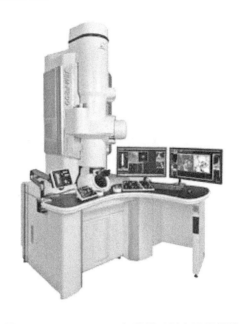

图 1-2-3　JEM-F200 场发射透射电子显微镜

(图片来自网络)

2.2.3　各型光谱仪

光谱仪是材料研究过程中重要的表征和检测仪器,可以对材料的形状、结构、组成等进行分析。常见的有紫外可见光谱仪、荧光光谱仪、红外光谱仪等。

(1) 紫外可见光谱仪(图 1-2-4)是指根据溶液对波长为 200~760 nm 的电磁波的吸收特性所建立起来的一种进行定性、定量和结构分析的仪器。它具有操作简

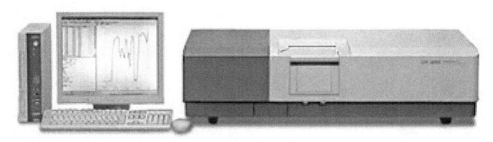

图 1-2-4　岛津 UV-3600 Plus 紫外-可见光-近红外光分光光度计

(图片来自网络)

单、准确度高和重现性好等特点。分光光度测量是关于物质分子对不同波长和特定波长处辐射吸收程度的测量。波长在 200～400 nm 范围的称紫外光,在 400～760 nm 范围的称可见光。仪器是由辐射源、单色器、试样容器、检测器和显示部分组成的。紫外可见光谱仪的应用范围比较广,可以进行一些定量分析,也可以对反应动力学进行深入的研究,还可以融入溶液平衡中。但是它对检测样品具有一定的要求,要求样品应具有吸光效应,或者经过特殊处理后具有吸光效应。在进行定量分析时,比较适用于测量物料中微量和超微量的有机物和无机物。在定性和结构分析工作中,适用于推断空间阻碍效应、互变异构和几何异构现象等。在应用于反应动力学研究过程中,可以研究浓度随时间变化的动态关系,可以将最终的数据整合为函数关系式,多方位地了解反应速度和反应级别,探讨出更加深入的反应原理和反应机制。

（2）荧光光谱仪（图 1-2-5）又称荧光分光光度计,是一种定性、定量的分析仪器。荧光分光光度法是基于待测物质的分子受到光源激发后跃迁至高能态,当返回到基态时产生该物质的特征光谱。根据光谱的形状及荧光信号强度进行定性定量分析。它可进行三维（3D）扫描、动力学分析、荧光各向异性及磷光和荧光的测定,主要用于生命科学、环境科学、化学化工、材料科学等领域中的结构分析、化合物鉴定、反应机制的研究。荧光光谱可以获得物质的激发光谱、发射光谱、量子产率、荧光寿命、斯托克斯位移等信息。在量子发光材料的研究中使用较多,同时

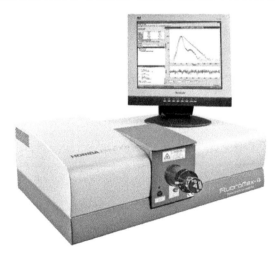

图 1-2-5　HORIBA 高灵敏一体式 Fluoro Max-4 荧光光谱仪

（图片来自网络）

也可以通过检测荧光信号来判断材料化学结构的变化及其量效关系。荧光光谱仪可分为 X 射线荧光光谱仪和分子荧光光谱仪。生物功能材料的研究中使用较多的是分子荧光光谱仪,检测样品以液体为主。

(3) 傅里叶变换红外光谱仪(FT-IR)(图1-2-6)是根据光的相干性原理设计的,它主要由光源(硅碳棒、高压汞灯)、干涉仪、检测器、计算机和记录系统组成。大多数傅里叶变换红外光谱仪使用了迈克尔逊(Michelson)干涉仪,因此实验测量的原始光谱图是光源的干涉图,然后通过计算机对干涉图进行快速傅里叶变换计算,从而得到以波长或波数为函数的光谱图。因此,光谱图称为傅里叶变换红外光谱。在生物功能材料研究中,FT-IR 可以用于研究材料中分子的结构、化学键和官能团。分子中的某些基团或化学键在不同化合物中所对应的谱带波数基本上是固定的或只在小波段范围内变化,因此许多有机官能团例如甲基、亚甲基、羰基、氰基、羟基、氨基等在红外光谱中都有特征吸收,通过红外光谱测定,可以判定材料中存在哪些有机官能团,从而确定功能材料是否具有相应的功能。

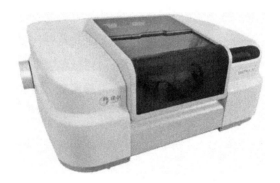

图 1-2-6 MATRIX 50 型傅里叶变换红外光谱仪

(图片来自网络)

2.2.4 X 射线相关分析

X 射线粉末衍射仪(X-ray Powder Diffractometer,XRD 或 XPD)是利用 X 射线(一种短波长的电磁波,波长为 0.06~20 nm)照射晶体物质,X 射线的波长和晶体内部原子面之间的距离相近,晶体内部原子会引起入射的 X 射线散射,晶体内的所有原子都产生散射波,导致散射波相互干扰,产生衍射结果。分析衍射波的强弱变化就可以获得晶体结构信息。分析 XRD 检测结果,可以获得材料的成分、材料内部原子或分子的结构或形态等信息。XRD 分析法是研究物质的物相和晶体结构的主要方法。当某物质(晶体或非晶体)进行衍射分析时,该物质被 X 射线照射产生不同程度的衍射现象,物质组成、晶型、分子内成键方式、分子的构型、分子的构象等决定该物质产生特有的衍射图谱。XRD 方法具有不损伤样品、无污染、快捷、测量精度高、能得到有关晶体完整性的大量信息等优点。因此,XRD 分析法在检测生物功能材料独特晶体形貌所引起的功能方面具有优势,尤其是在晶体纳米材料的研究中具有广泛应用。图 1-2-7 为不同合成方法制得的 CdS 的 XRD 图。

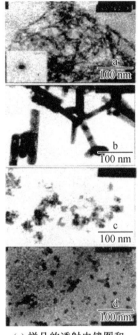

(a) 样品的透射电镜图和选区电子衍射图

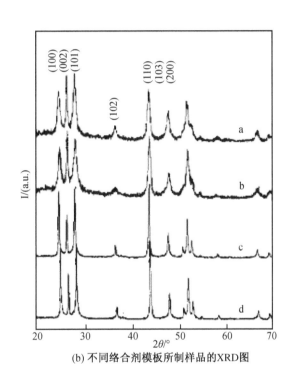

(b) 不同络合剂模板所制样品的XRD图

不同络合剂模板,a:乙二胺;b:甲胺;c:吡啶;d:氨

图 1-2-7　不同合成方法制得的 CdS 的 XRD 图

(图源：聂秋林,袁求理,徐铸德,等. 水热合成 CdS 纳米晶体的形貌控制研究[J]. 物理化学学报,2003,19(12):1138-1142.)

　　X 射线光电子能谱(X-ray Photoelectron Spectroscopy ,XPS)也是一种常用的功能材料分析方法。XPS 是一种表面分析方法,利用 X 射线去照射样品,使原子或分子的内层电子或价电子受激发射出来,被光子激发出来的电子称为光电子,可以测量光电子的能量和数量,从而获得待测物的组成。XPS 的主要应用是通过测定电子的结合能来进行样品表面的化学性质及组成的分析,光电子来自表面 10 nm 以内,仅带有表面的化学信息,具有分析区域小、分析深度浅和不破坏样品的特点。通过对结合能位移及对应结合能光电子强度的分析,可以获得材料表面存在的化学元素及其状态与价态比例。因此,XPS 在化学上成为研究电子结构和高分子结构、链结构分析的有力工具,同时可以用于确定材料的腐蚀、摩擦、润滑、黏结、催化、包覆、氧化等过程的研究。

第3章 生物医用功能材料的应用

3.1 生物医用功能材料在医疗器械方面的应用

3.1.1 纳米医疗器械的发展

随着纳米技术的飞速发展,各种形式的纳米材料已经被广泛应用到医疗、食品加工与包装、化妆品等各个领域。

目前,医用纳米材料的应用主要集中在基因或药物纳米释放系统、纳米药物、肿瘤的靶向治疗及影像诊断、纳米医疗器械等方面。其中,大量的纳米医疗器械(主要为含纳米银的抗菌系列产品和骨诱导材料)如雨后春笋,纷纷问世。如国际上的纳米复合树脂、Ceram X 通用纳米陶瓷修复材料(复合树脂)、光固化纳米离子充填材料以及光固化复合树脂(3M ESPE Filtek TM Z350 XT 通用纳米树脂)已经在我国注册上市。我国研发的医用纳米羟基磷灰石/聚酰胺 66 复合骨充填材料也已经注册上市。这些含纳米材料的骨类填充材料充分利用了材料的纳米效应,获得了优于常规材料的效能。

现有医疗器械中应用的纳米材料包括添加到医疗器械中的游离态纳米材料、利用纳米材料特性增加生物学活性或者预防感染的固化纳米材料以及利用纳米技术设计制备成纳米结构的医疗器械等。鉴于纳米材料的独特性,纳米医疗器械的研究和开发引起了科学界的极大兴趣。2017 年,伍德罗·威尔逊国际学者中心公布了纳米技术消费品详细目录在线数据库,其中列出了 1 600 多个基于纳米技术的消费品。纳米技术在医疗卫生方面取得了重大进展,目前有治疗白血病的纳米药物以及针对黑色素瘤的纳米药物等,这些药物可以将患者的寿命延长。最近,国家纳米科学中心团队开发了超分子自组装的 DNA 纳米机器人,可以用来定点封堵肿瘤的血管。

在众多纳米医疗器械中,目前最为广泛使用的是纳米抗菌剂,如纳米 ZnO、TiO_2、SiO_2、纳米银以及 SiO_2 与纳米银的复合抗菌剂。我国已经发放生产许可证的国内企业生产的涉及纳米技术的医疗器械包括医用绷带、敷料、贴剂、凝胶剂、栓剂、洗液、喷雾剂、冲洗器、避孕套等,这些产品都基于纳米银的抗菌机制。由于纳米银粉对各种不同的纤维材料都不存在亲和力,纳米银绷带与传统的绷带相比具有明显的优势,有助于抗感染、促进伤口愈合、延长换药时间、缩短治疗时间等。

用纳米材料制作而成的医疗或检测设备具有很大的应用价值。使用纳米技术的新型诊断设备,可以用少量血液通过蛋白质和 DNA 来诊断病毒;以二十种氨基酸为原料,利用纳米技术按分子设计的原理合成所需的蛋白质,并进一步利用肌肉细胞的纤维结构和骨架制造分子机器人,在人体血液中循环时,可对身体各部位进行检测、诊断,并实施特殊治疗,如可疏通脑血管中的血栓,清除心脏动脉脂肪沉积物,甚至可吞噬病毒,杀死癌细胞,有的还能主动搜索并攻击癌细胞或修补损伤组织。

虽然纳米材料在人类发展中发挥着重要作用,但其造成的安全问题仍不容忽视。首先,如果纳米材料本身具有毒性,并在靶器官中积累一定剂量,则会造成组织损伤。其次,纳米颗粒的特性使其更容易被人体吸收并进入人体血液系统,还可以通过呼吸道吸入人体,穿透气血屏障进入血液循环,并容易从肺部转移到其他器官,与普通颗粒相比更易对人体造成伤害。最后,纳米材料还能透过皮肤,使表皮层损坏或穿孔而降低其抵御能力,如给烧伤创面外用纳米银敷料后,银粒子就会进入血液,过量的银颗粒蓄积将会导致肝肾毒性。大量异物入侵,会引起长期的或重复的皮肤炎症反应,最终会导致皮肤受损。

医学纳米材料的生物学效应和生物安全研究不能与材料本身的研究和开发分开,生物安全研究必须按照国家药品监督管理局的条例进行。

目前的生物实验主要侧重于研究不同系统水平上的毒性影响,包括纳米材料在动物层面和人类层面的生物学效应(如急性、亚急性和慢性毒性),在动物体内的药代学、药动学特性(如吸收、分布和清除的特性)、组织累积性,以及可能产生作用的靶器官。探索某些粒子的基本参数,如粒子的大小、粒径的分布等,还需要考虑纳米材料和细胞之间的相互作用及其对细胞结构和功能的影响。

3.1.2　生物医用功能材料在诊断方面的应用

用于诊断的生物医用功能材料包括体外诊断(In Vitro Diagnosis,IVD)材料、体内诊断材料以及生物传感器。IVD 是指将血液、体液、组织等样本从人体中取出，使用体外检测试剂、仪器等对样本进行检测与校验，以便对疾病进行预防、诊断、治疗检测、后期观察、健康评价、遗传疾病预测等，如便携式血糖仪和早孕检测试纸。以金标抗为代表的体外诊断试剂已经在临床和非临床检测中得到广泛的应用，金纳米颗粒由于其表面等离子共振效应，可用来猝灭其表面附近荧光染料的荧光。这种猝灭效应可以在较长的距离（约为 75 nm）起作用，且依赖于金纳米颗粒的形状和大小。因此，金纳米颗粒可用于基于荧光共振能量转移（FRET）的体外检测，在检测过程中，激发态电子的能量以非辐射跃迁的形式从荧光染料分子转移到纳米颗粒。该检测方法同样显示出改善的检测灵敏度、更好的选择性以及可同时猝灭多种荧光染料等优势。

　　量子点在酶联免疫吸附实验（ELISA）免疫检测和脱氧核糖核酸（DNA）微阵列检测中可用作报告荧光分子，实现化学残留物和癌症抗原标志物的单指标或者多指标的检测，这个系统检测肌红蛋白的检测限（LOD）可达亚纳摩尔级别。量子点还可以应用于基于 FRET 的检测和多指标检测。图 1-3-1 为荧光蛋白修饰的量子点纳米传感器。FRET 检测系统利用量子点作为能量给予体，可以将其能量转移给受体或者猝灭剂，以实现小分子及核酸的检测，其灵敏度可达到 10 nmol/L。磁分离同样被用在高灵敏度生物编码检测技术上，该检测将磁性纳米颗粒和金纳米颗粒相结合，两种颗粒的表面都修饰了核酸或者蛋白，用来识别和结合目标分析物。结合分析物可将两种颗粒桥接在一起，使得金纳米颗粒可随着磁性纳米颗粒通过磁场被分离出来。这样编码 DNA 可从金纳米颗粒上释放出来，最终被检测仪检测出来。

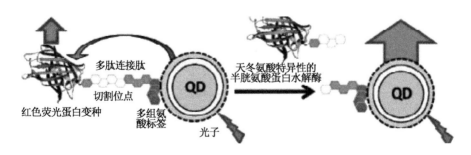

图 1-3-1　荧光蛋白修饰的量子点纳米传感器

（图源：Boeneman K，Mei B C，Dennis A M，et al. Sensing caspase 3 activity with quantum dot-fluorescent protein assemblies[J]. Journal of the American Chemical Society，2009，131(11)：3828-3829.）

　　磁性纳米颗粒同样可以直接用作报告探针,通过其产生的磁信号指示目标分子的存在。样品的横向弛豫时间(T_2)的变化可通过微型核磁共振仪检测出来,该变化可通过:在目标 DNA 存在的情况下用磁性纳米颗粒修饰微球的表面,或用磁性纳米颗粒标记目标细胞的表面;在目标分析物存在的情况下用磁性纳米颗粒之间的团聚等方式获得。研究结果表明,该技术可成功实现蛋白(1 pmol/L LOD)、核酸(0.2～10 pmol/L LOD)、肿瘤细胞(2 cell)和细菌(1 CFU/μL LOD)的检测。

　　体内诊断更多关注的是分子影像诊断、超声影像诊断。这类研究比较热门,以铁基纳米载体为原型的各类诊断试剂以及诊断治疗一体化试剂都有大量的报道。将肿瘤靶向分子负载到核磁共振(MRI)造影剂中,可以利用造影剂的弛豫效

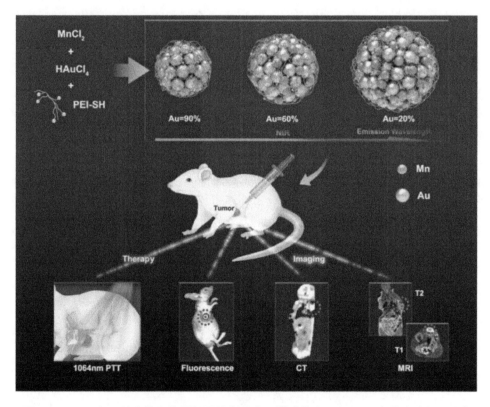

图 1-3-2　**Au/Mn 纳米粒子的制备及其在肿瘤三模成像和 1 064 nm 光热治疗(PTT)中的应用。(注:NIR:近红外光,emission wavelength:发射波长,PEI-SH 聚乙烯亚胺-巯基,Therapy:治疗,Imaging:成像,Flurescence:荧光,CT:计算机断层扫描)**

(图源:Yang,Z;Zhao,YQ,et al. Au/Mn nanodot platform for in vivo CT/MRI/FI multimodal bioimaging and photothermal therapy against tongue cancer[J]. Journal of Materials Chemistry B,2023,11(21):4752-4762.)

应达到靶向增强造影的效果。金是电子显微镜成像对比剂,能够吸收热量,将超顺磁性氧化铁与金偶联形成核壳型纳米粒子,其不仅可对肿瘤进行 MRI 成像,还可对肿瘤进行同步热疗(图 1-3-2)。在纳米材料与 CT 结合的应用上,将 Bi_2S_3 纳米颗粒用于成像,效果比碘对比剂高 5 倍,在体内循环周期大于 2 h,虽然这种材料还不能取代当前临床常用的碘对比剂,但为 CT 对比剂的研究提供了新的思路。

超声分子影像是近年超声医学在分子影像学方面的研究热点。将脂质体微气泡与生血管靶分子结合,微气泡则聚集到肿瘤微血管内,既提高了细微结构的辨别能力,也可显示组织器官的血液灌注状况,利用声像图可从分子水平观察肿瘤部位的变化情况。

生物传感器对功能材料的要求更加多样化,可以利用新型纳米材料,如碳纳米管、纳米金、量子点、纳米线、生物纳米材料等作为生物传感介质,基于声、光、电、磁、力等不同的换能原理,多种类型的新型纳米传感技术和装置得到了迅猛发展。由于性能优良,纳米传感器在医疗、生物等领域展现出重要的应用价值和前景。如葡萄糖传感器的原理是将葡萄糖氧化酶包含在聚丙烯酰胺胶体中加以固化,再将此胶体膜固定在隔膜氧电极的尖端上。当改用其他酶或微生物等固化膜时,便可迅速制造出检测其对应物的其他生物传感器。利用不同的原理,可以制备出多种检测途径的传感器,包括电生物传感、光学纳米传感、声波传感、磁响应传感、力学传感等。

3.1.3　生物医用功能材料在组织工程中的应用

组织工程的关键核心技术是构建一个三维结构,即由细胞、材料支架以及生长因子共同组建的一个空间复合体,其中材料的支架结构起关键性的作用,这个结构可以为细胞的生长复制和组织的重建提供支持。作为组织工程的材料支架应该具备以下几个特性:

(1) 良好的生物相容性。材料支架为细胞的生长增殖提供了支撑,这是材料可以被组织工程利用的先决条件。

(2) 适宜的降解速度。组织工程支架植入机体后,材料的降解速度应与组织的修复速度相适宜。过快的降解速度会导致组织在未完全修复的情况下材料就失去支撑作用,过慢的降解速度会导致材料在机体内长时间存在而影响机体的恢复。

（3）合适的机械性能。生物材料应具备一定的力学性能和柔韧性,既能达到临床使用的力学性能,又不能对机体造成机械损伤。

（4）一定的物理几何结构。多孔状的三维支架结构是维持支架与细胞微环境相联系的关键,不同的几何结构可使用不同领域的组织修复。

如今并没有通用的生物材料可应用于所有的组织工程领域,因此寻找合适的生物材料也是至关重要的,组织工程的出现将人类带入了一个崭新的制造器官和组织的时代。目前,大量由功能材料制备的组织工程产品已经应用于临床,如由碳纤维和聚四氟乙烯制备的人工骨、人工关节,由聚乙烯醇水凝胶制备的人工晶状体,由壳聚糖制备的人工外周神经修复神经移植物(图1-3-3)等。

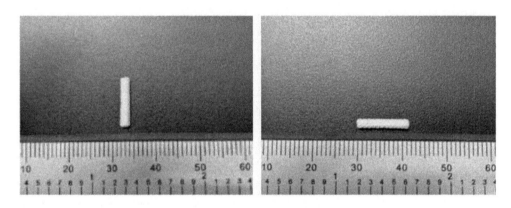

图1-3-3　壳聚糖神经导管

(图源:Zhang, Y J; Jiang, Z W, et al. Nerve Regeneration Effect of a Composite Bioactive Carboxymethyl Chitosan-Based Nerve Conduit with a Radial Texture[J]. Molecules,2022,27(24):9039.)

以丝素蛋白为例,丝素蛋白(SF)是一种天然大分子材料,是蚕丝的主要成分之一,因其良好的生物性能被广泛应用。在不同的组织工程领域都有丝素蛋白的应用:在骨组织中,丝素蛋白纤维在六氟异丙醇溶液的处理下变成坚硬的骨材料;在皮肤组织中,制备出的丝素蛋白纳米纤维多孔结构在皮肤组织工程中得到广泛的应用;在软骨组织中,其不仅可以促进软骨细胞黏附,还可以促进软骨组织再生;在人工血管组织中,丝素蛋白具备承受血液流动的压力(图1-3-4);在神经再生领域,用丝素蛋白制备的神经导管移植物在组织工程中也有较多的应用。在复合材料方面有用聚己内酯/壳聚糖、红景天苷/胶原蛋白/聚己内酯、胶原和甲壳素等材料制备成支架的。由聚丙交酯纤维(外层)和丝素蛋白-明胶纤维(内层)组成的管状支架是通过静电纺丝的方式制成,可用于组织工程血管,电纺丝和编织

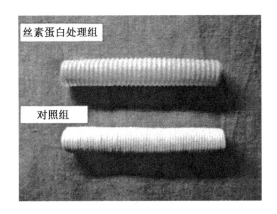

图 1-3-4　丝素蛋白浸渍涂层人工血管和不含涂层的人工血管对照组

（图源：黄福华,郑军,孙立忠. 一种新的人工血管涂层及其实验研究［J］. 北京生物医学工程,2008
（04）:399-403.）

丝素蛋白/聚(乳酸-乙醇酸)神经导管可以用于修复周围神经损伤等。

　　在组织工程材料中,组合材料的应用是趋势,可以为组织修复提供更多的功能。如在人工血管中加入具有促进修复功能的纳米材料可实现血管的快速修复;在烫伤创伤修复水凝胶中加入壳聚糖可以加速创面修复等,但是这对材料的制备工艺和机制研究提出了更高的要求。

　　当前,国际学术界关于纳米材料的安全性评价研究处于快速发展阶段,但研究者们均认为在含有纳米材料的医疗器械进入市场前,对其中所含纳米材料的安全性进行评估研究是必要的。纳米材料的特殊结构可突破传统的吸收途径和吸收方式,因此其在理化性质、药理学、毒理学、代谢动力学等方面可能表现出新的特性。同时,在纳米医疗器械发展过程中,会涉及功能各异、性状多样且种类繁多的纳米材料。这些纳米尺度的材料与生命体系相互作用,会产生特有的生物学效应及健康效应。纳米材料独特的物理、化学和生物学性质为医疗器械获得突破性发展提供了新的机遇,同时也给其安全性评价带来了新的挑战。需要对该类产品的安全性、有效性进行全面评估,科学地对其临床应用进行风险受益评价。

　　系统理解纳米生物材料的生物学效应,建立科学和客观的纳米材料安全性、有效性评价方法体系,建立规范化的纳米生物材料评价方法,既是保障广大人民群众用械安全的重要举措,也是推动和促进纳米医疗器械产业发展的重要支撑。

　　国家药监局历来高度重视应用纳米材料的医疗器械安全性、有效性评价研究工作。2020 年,由国家纳米科学中心牵头,国家药监局医疗器械技术评审中心和中国食品药品检定研究院联合组建的国家药监局纳米技术产品研究与评价重点实验室。2021年,国家药监局在第二批监管科学行动计划研究项目中,也专门设立了纳米医疗器械监管科学研究项目。《应用纳米材料的医疗器械安全性和有效性评价》系列指导原则正是重点实验室和国家药监局监管科学研究项目的重点研究任务。

3.2　生物医用功能材料在药物治疗方面的应用

习近平同志在《正确把握推进健康中国建设的重大问题》一文中强调:"全力推进卫生与健康领域理论创新、制度创新、管理创新、技术创新。"可见技术创新在医药领域的重要性。当前我国发展进入战略机遇和风险挑战并存、不确定因素增多的时期,各种"黑天鹅""灰犀牛"事件随时可能发生。我们必须把握生物医用功能材料在药物治疗方面应用的技术创新和独立自主的基本态势,正确认识在药物治疗方面与国际最前沿的研究与成果转化上的差距。在关键领域、卡脖子的地方下功夫。我们要知道,核心技术是买不来的,不能总是用别人的昨天来装扮自己的明天。生物医用功能材料在药物治疗方面的应用,中外科研机构都在开展研究,我们要更多的在原始创新能力上提高,努力追赶和超越,共同肩负起历史责任。2019年5月,国家药监局组织第三期"科技大讲堂"活动,时任中国科学院国家纳米科学中心主任的赵宇亮院士详细介绍了"纳米药物发展现状和监管科学的瓶颈问题"。赵院士介绍,纳米科学与生命科学息息相关。近年来,纳米技术在疾病诊断、治疗、监测等方面应用日益广泛,与传统小分子药物相比,纳米药物在药物动力学行为、被动或主动靶向性、降低毒副作用等方面具有优势,能极大改善难溶性药物的溶解度,有效提高药物的生物利用度。在纳米医药领域,我国的发展与世界基本同步,截至2018年12月31日,我国已经有54个纳米技术相关医药产品上市。当前,我国在纳米医药领域的研究正处于从量的增加到质的转变的关键阶段,需要进一步增强与生物学、材料学等多学科交叉,加快实现研究成果向临床应用的转化。

近年来,在疾病诊断、治疗和监测等方面,纳米技术的应用日益广泛。与传统小分子药物相比,纳米药物在药物动力学行为、被动或主动靶向性、降低毒副作用等方面具有优势,大大提高了难溶性药物的溶解度,有效提高了药物的生物学效益。在纳米医药领域,我国的发展与世界基本同步,截至2018年12月31日,我国已经有

54 个纳米技术相关医药产品上市。当前,我们在纳米药物领域的研究正处于量变到质变的关键阶段,有必要继续加强生物学、材料科学之间的多学科交叉,并加快将研究结果转化为临床应用的步伐。

纳米药物是指在治疗、诊断、监测、生物系统控制等方面应用纳米技术研制的药物。自 1990 年以来,大量纳米药物逐渐进入市场。但是,在"纳米"热潮之后,我们应该仔细审视其技术所固有的风险,并审视这些风险背后的道德伦理责任。在纳米药品作为新药商业化上市的初期阶段,药物研发活动一般包括选择主题、设计、投资、研究进程和后续阶段管理等步骤,涉及许多研发主体和利益相关者。分解对纳米药物研究和开发的责任有助于确保纳米药物的医疗应用和社会效益,以防止"纳米"热潮后引起的一系列问题。

开发纳米药物是一个艰巨的过程,投资大、风险高、周期长。投资回报和应用两个因素决定了纳米药物的跨领域风险。从投资回报风险的角度看,纳米药物的研发主体在行为之前已有明确的思想和心理准备,课题选择及资金投入是在充分论证的条件下做出的理性选择。从应用风险来看,一方面表现为纳米药物对使用者健康造成的风险,另一方面表现为损害环境的危险。由于纳米粒子的吸收率很高,且不清楚纳米材料载体的排放路径,因此纳米载体使用技术风险的不确定性是客观和不可预测的。尤其纳米药物是关涉治疗疾病和维护人类健康、生命的高技术产品,其医学应用的后果与社会效益的关联性同样是不容忽视的现实问题。

3.2.1　治疗药物

目前,治疗用的生物医用功能材料研究较为广泛,如利用贵金属纳米材料的近红外吸收特性,可以增强实体肿瘤光热治疗的效果。利用氧化铁纳米材料的磁热效应,也可以为实体肿瘤进行磁热治疗。最近几年研究比较热门的纳米酶效应也有望使更多的功能材料可以用于治疗,如氧化铈纳米材料优异的抗氧化功能可以改善神经退行性疾病的神经氧化应激毒性,可缓解小鼠视网膜神经节细胞(RGC-5)氧化损伤后的细胞凋亡形态改变。铂基及其配合物的活性氧效应可以直接实现肿瘤治疗。同时,利用纳米材料的活性氧效应,再偶联治疗药物进行协同治疗也是目前研究的重点。

纳米酶如纳米氧化铈、纳米富勒烯、五氧化二钒纳米线、维生素 B_2 修饰的纳米铁等均被用作有效的抗氧化剂,通过产生高过氧化氢酶样、超氧化物歧化酶(SOD)或谷胱甘肽过氧化物酶(GPX)样拟酶活性,来调节氧化应激反应并减轻炎症损害，如羧基化富勒烯具有 SOD 拟酶活性，对家族性肌萎缩侧索硬化（ALS）有治疗作用。ALS 是一种神经退行性疾病，与多种基因突变有关，如 SODL 基因突变。携带人类疾病家族性 ALS 基因的转基因小鼠接受羧基化富勒烯治疗后，可以观察到症状发作延迟 10 天。羧基化富勒烯还可以治疗影响非人类灵长类动物的帕金森病。在两个月的治疗时间里，使用羧基化富勒烯对患有帕金森病的猕猴模型进行了系统的治疗，结果表明羧基化富勒烯可大大减轻症状并改善其运动能力，且在治疗期间未显示任何毒性。

Mugesh 等人发现，五氧化二钒纳米线（图 1-3-5）具有 GPX 样拟酶活性，在谷胱甘肽（GSH）存在的条件下，可催化 H_2O_2 转化为 H_2O。因此，五氧化二钒纳米线能清除过氧化氢而发挥保护作用。五氧化二钒纳米线不仅可以消除外来的 H_2O_2，还可以清除由 $CuSO_4$ 诱导产生的细胞内过氧化物，进一步证明五氧化二钒纳米线可作为细胞保护的有效抗氧化剂。综上所述，纳米酶在神经保护、抗氧化、抗老化等方面具有潜在的应用价值。

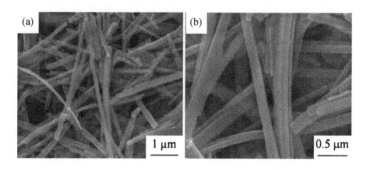

图 1-3-5　五氧化二钒纳米线的 SEM 图像

（图源：郑浩，彭毅，王仕伟，等. V_2O_5/石墨烯纳米复合材料的合成及储钠性能研究［J］. 钢铁钒钛，2023,44(1):32-37.）

3.2.2　药物载体

功能材料还被广泛用作药物载体，实现治疗或者辅助治疗的作用。常用的无机纳米材料如四氧化三铁、氧化铁、二氧化硅等，高分子材料如天然高分子材料明胶、白蛋白、壳聚糖、卵磷脂，合成高分子材料如聚酰胺、聚乙二醇、聚乙烯醇等。这类材料部分已经实现了临床应用，如紫杉醇白蛋白纳米粒已被美国食品和药物管理局（FDA）批准用于临床试验，可用于治疗卵巢癌。

目前,癌症已成为对人体健康构成严重威胁的主要疾病之一,对人类的威胁日益增加。近年来,在癌症的治疗方法,例如手术、化疗和放疗方面取得了重大进展。

化疗通常是指使用化学药物扼杀癌细胞,由于癌细胞的增殖与分化异常,因此化疗抗癌药物的机制是通过干扰癌细胞分裂来抑制癌细胞本身的 DNA 复制,或阻止癌细胞的染色体发生分离。虽然化疗是一种有效的癌症治疗方法,但传统的药剂不具有专一性和靶向性,半衰期很短,导致化疗不仅会杀死癌细胞,还会危害人体的正常组织细胞,并造成大量有害影响。因此迫切需要研究和使用靶向肿瘤的药品,以达到对癌症的有效治疗。

药物的吸收和利用与药物的递送方式密切相关,可以利用药物递送系统(DDS)来改善传统药品的缺点。DDS 可以将药物靶向到特定部位,控制药物释放速度,提高药物专一性以及利用率,避免机体的健康组织受损,并提高对病灶部位治疗的效果。

DDS 是一种由药物和药物载体组成的复合化合物,其形式可以是脂质体、微球、凝胶、胶束等,载体也可以是具有不同功能的载体材料。DDS 不仅可以控制药物的使用情况,而且有助于克服进入某些部位的一些障碍,例如药物包覆会降低溶解性,避免在到达目标组织之前过早降解。此外,身体的生理环境,例如酸碱性和酶水平,通常会降低药物的效力,使用 DDS 可以防止药物活性的损失。

在 DDS 中使用生物医用载体材料可确保载药复合物具有生物兼容性、生物降解性和较低的免疫原性。制备 DDS 有许多方法,例如超临界流体萃取、去溶剂化、电喷雾、喷雾干燥、逐层自组装、冷冻干燥和微乳液等,并根据应用要求控制生物医用材料 DDS 的形状和性能。DDS 可以控制某些部位的药物释放率,并通过皮肤、牙齿、眼或鼻等器官输送药物。利用天然或合成生物医用载体材料生产DDS,可以防止药物在胃肠道分解,并能够将其释放到病灶部位中。生物医用载体材料种类广泛,如脂肪族聚酯、丝素、胶原、明胶、白蛋白、淀粉、纤维素和壳聚糖等,均可以作为 DDS 的载体材料,可通过有机或无机材料加以改性,用于治疗癌症、糖尿病、过敏、感染和炎症等,在医药领域应用广泛。

在前沿基础研究中,将聚乙烯亚胺-γ-羟丙基环糊精包裹金刚烷甲酸阿霉素后作用于人肝癌细胞,发现细胞内的药物浓度有明显增加,增强了其对肝癌细胞生长的抑制作用。羟基磷灰石纳米粒子具有靶向性,将其和碘油联合后用于肝癌栓塞的治疗,发现其可增强对肿瘤的疗效,表明纳米材料作为药物及基因载体在治疗恶性肿瘤方面有广泛的应用前景。类似的功能材料作为药物载体与药物偶联作用的研究很多,但是实现临床应用并表现出材料独特功能作用的还寥寥无几。

3.2.3 药物的控释剂型

另一种体现功能材料作用的研究就是药物的控释剂型制备,如 pH 响应控释药体系、磁响应控释药体系、声波响应控释药体系和温敏控释药体系等。

癌症的早期诊断具有重要的临床意义。Liu 等人将 NC68183 纳米微粒作为一种新型 CT 造影剂,在有清醒意识的老鼠体内静脉注射,之后分时间段采集血液。在肝脏、肾脏和脾脏组织中同时检测药物浓度,结果发现 NC68183 纳米微粒在体内的半衰期明显高于游离药物,且在肝脏和脾脏内的停留时间长,这种技术可用于诊断肝脏和脾脏的疾病。

目前,研究人员研究的热点在于研发新的肿瘤治疗技术。美国麻省理工学院的科学家开发了一种新的纳米技术,称为"纳米细胞"。该纳米细胞的外膜和内膜分别与抗血管生成药和化疗药物结合,进入为肿瘤提供养分的血管但不进入正常细胞。当进入肿瘤时,纳米细胞的外膜会分裂释放出抗血管生成药,导致肿瘤血管破裂;而随着内膜的受损,释放出的化疗药物会使肿瘤死亡。以往的临床研究显示出良好迹象。

美国莱斯大学设计并制造了一枚镀金纳米壳,可寻找和杀死恶性肿瘤细胞,在实验鼠身上已经获得了成功。研究人员先将纳米壳"运输"到肿瘤组织中,然后使用近红外线照射癌变组织。埋藏在癌变组织中的镀金纳米壳可以吸收近红外线,导致周围癌变组织温度升高并死亡。为了克服温和磁感应热疗中肿瘤细胞对热应激的耐受问题,张宇课题组创新性地将 Fe_3O_4 纳米酶催化治疗引入磁感应热疗中,为肿瘤协同治疗提供了新的策略。该工作以 PEG 和 α-环糊精通过包合作用构建具有剪切变稀效应和温敏相转变能力的超分子水凝胶作为治疗平台,以 PEI 修饰的 8 nm Fe_3O_4 纳米颗粒为磁热源和类过氧化物酶。这一基于磁性纳米颗粒磁感应热疗和纳米酶促氧化的协同治疗使得肿瘤治疗效果显著,42℃温热疗即可消退小鼠乳腺癌皮下肿瘤。

心血管疾病是目前威胁人类健康的主要疾病之一。在使用纳米颗粒作为治疗这类疾病药物的载体方面也取得了令人鼓舞的成果。宋存先等人在这一领域的长期研究非常富有成效。他们研制的用于动物模型的载药和基因纳米粒子有效地降低了动物模型中的血管再狭窄,并为临床应用奠定了坚实的基础。

药物通常很难通过血脑屏障进入人体中枢神经系统,但纳米粒子的出现为此难题提供了解决方案。聚氰基丙烯酸丁酯已作为药物载体成功地通过了实验动物的血脑屏障,并取得了出色的治疗结果。静脉注射阿霉素-聚山梨醇可以治愈40%的动物肿瘤模型,甚至口服的山梨醇-聚氰基丙烯酸丁酯纳米粒子药物也可被输送到大脑。

多肽类药物和蛋白质类药物很容易在通过肠道时被蛋白水解酶降解,生物半衰期极短,难以通过生物屏障,极大地限制了其临床使用,而通过纳米控释系统能很好地克服上述缺点。最有代表性的是口服胰岛素的研究。研究发现:用界面聚合方法制备的含胰岛素的聚氰基丙烯酸异己酯纳米胶囊,给禁食的糖尿病大鼠单次灌胃,两天后起效,使血糖水平降低50%~60%,按每公斤体重50U胰岛素,以纳米囊形式给药,降血糖作用可维持20天;在同样的实验条件下,口服胰岛素则无该疗效。该机制可能是:纳米囊保护胰岛素不被蛋白水解酶破坏,纳米囊经胃转移到肠道后,由于其超微小体积,被肠道黏膜吸收并进入肠壁,在肠壁缓慢释放。另一些学者则认为,纳米囊通过门静脉被转运到肝脏,迅速被肝、脾的巨噬细胞摄取,这些细胞再分布的过程很慢,所以,胰岛素从纳米囊释放的过程也很缓慢。美国诺贝克斯(Nobex)公司研制的口服胰岛素已进入临床研究。

影响基因治疗发展的一个主要问题是缺乏理想的基因载体,因此纳米粒子作为新生的基因载体受到了广泛关注。日本冈山大学研制的日本血凝病毒(HVJ-E)是一种磁性载基因纳米颗粒。HVJ-E磁性颗粒的粒度可根据不同的物理和生物特性来调整,其和鱼精蛋白硫酸盐混合,表面带上正电荷,如果在磁场作用下,可以大大提高体外细胞转染的效率,从而降低纳米颗粒使用时的浓度。

2005年,美国加利福尼亚技术研究所的科学家制备了携带小分子干扰核糖核酸(RNA)的聚合物纳米粒子。这些纳米粒子尺寸非常微小,可以轻易进入实验鼠的血管。纳米颗粒同时携带着一个可以附在肿瘤细胞上的分子,当吸附成功时,纳米颗粒中的小分子干扰RNA开始影响癌细胞表达生长基因、防止癌细胞复制和转移。将其注入患有尤文肉瘤的实验鼠体内,在3~5周之后,8只未接受治疗的实验鼠体内的癌细胞都大面积扩散,在10只接受治疗的实验鼠中,只剩下两只鼠的癌细胞在缓慢扩散。而此前对这种肿瘤几乎没有有效的治疗方法。另一个例子是连接肿瘤坏死因子(TNF-α)的树状高分子纳米控释系统,静脉注射后可以到达实体瘤并有效地进行基因表达,对表皮癌、宫颈癌、直肠癌的治疗效果均优于单纯基因治疗,且无显著毒性,这为实体瘤的治疗开创了一个新天地。

3.3 生物医用功能材料在功能化妆品方面的应用

3.3.1 脂质体功能化妆品

化妆品通常与皮肤直接接触使用。皮肤表层是一种密集的角质细胞,需要化妆品的活性成分穿透细胞膜,才能产生真正的美容效果。细胞膜是由磷脂构成的半透膜,天然亲油疏水。由于溶解在水中的物质很难通过细胞膜,因此水溶性物质在美容方面的作用十分有限。

在脂质载体中包裹生物活性物质是一种越来越受到重视的医学、食品和化妆品领域的技术。这一技术已经产生了强大的优势,并具有很大的应用前景。目前流行的融合机制理论认为,由于与细胞膜成分具有良好的生物兼容性,在脂质体颗粒尺寸合适的情况下,能够很好地穿透皮肤角质层,将生物活性物质释放于皮肤内层。

脂质体化妆品与传统化妆品相比有下列优势:

(1) 可载水溶性和脂溶性的活性物质传递到皮肤深层,解决了在化妆水或面膜液中添加油相的问题。而传统化妆品中的活性成分留在皮肤角质层外,因此很难改善皮肤状况。

(2) 可缓慢释放,增加活性成分对皮肤的作用时间。这是因为包覆有油溶性和水溶性的各种活性成分和营养物质的脂质体与生物膜结构组成相似,磷脂双分子层形成的囊泡结构具有弹性,可穿透皮肤到达深层,包裹在内的生物活性成分沉积在皮肤表皮层和真皮层下,在皮肤基底层作用,并在细胞内外直接、持久地发挥作用。

(3) 可保持皮肤的湿度,脂质保持于皮肤角质细胞之间,填充了皮肤细胞的间隙,防止水分从皮肤流出,保持皮肤的湿度和柔软。

(4) 可减少多余的脂肪和有毒物质在皮肤上的沉积,湿润角质化的组织,以达到护肤的目的。

目前,中国的化妆品中越来越多地使用脂质体。温伟红等人利用纳米脂质体技术,把积雪草的有效成分积雪草苷、积雪草酸和羟基积雪草酸使用氢化卵磷脂包裹,形成积雪草脂质体纳米乳液,降低皮肤的敏感度。王丽等人通过乳化均质技术制得到高含量(10%)神经酰胺Ⅱ脂质体,解决了神经酰胺水溶性差、易结晶析出等一系列问题。人体试验结果表明,该脂质体化妆品可以很好地修复皮肤屏障。此外,还有一些脂质体包载活性物质的化妆品专利,如大麻二酚脂质体的防晒霜、虾青素油脂质体组合物、仿生胎脂、神经酰胺Ⅲ等。黄洁芳等人发明了一种有效的美白类脂囊泡加工方法,克服了现有技术中美白机制单一、产品不稳定、美白效率较低和皮肤刺激性较高等不足。杜琪珍等人发明了一种抗氧化纳米醇质体玫瑰香精的制备方法,使这种香水的香气稳定和持久,香型不容易改变。另外还设计了含烟酰胺单核苷酸的醇质体的方法,以提高其稳定性。

此外,还可以在脂质体中添加祛痘活性成分,同时使用真空冷冻技术生产前体脂质体,从而提高化妆品的稳定性,便于其使用和运输。由于皮肤角质细胞的屏障作用,要使大多数治疗药物渗透进入皮肤是一项极大挑战。除了添加促渗剂外,还有一些物理促渗透方法,如电致孔法、离子导入、超声导入、激光、微针等与脂质体联用,从而扩大了利用脂质体经皮递送药物的范围。

目前,脂质体制剂经皮给药和脂质体应用于化妆品领域已经取得了重大进展,但仍然存在一些不足,如制备脂质体的时间长、成本高和产量低等。这些问题是脂质体在皮肤领域应用的主要障碍。因此,接下来的重点应是将实验室中的脂质体制备成果转化为有益于人类的工业生产。

3.3.2 纳米乳功能化妆品

与传统乳液相比,在食品、化妆品和医药行业中使用纳米乳液具有极大的优势,如更小的液滴尺寸和更优秀的稳定性。纳米乳液中含有大量极小的液滴,其对光波的散射能力非常微弱,因此可以用于制作光学上透明的产品。利用纳米乳液包覆生物活性物质,将大大促进这些生物活性物质的生物利用程度。

经典的纳米乳液成分通常包括水相、油相以及乳化剂。添加乳化剂对于小液滴的产生至关重要,因为它可以减少纳米乳液中油相与水相之间的界面张力。乳化剂的静电斥力和空间位阻效应在稳定纳米乳液方面也发挥着重要作用。通常使用的乳化剂是表面活性剂,但使用蛋白质和脂质制作纳米乳液也可以取得良好效果。在过去10年或更长时间里,对纳米乳液的研究主要侧重于不同的纳米乳液的制备方法,通常分为高能乳化法和低能乳化法。高能乳化法有高压均质乳化法、超声乳化法、微射流乳化法等,需要消耗大量的能量来制造小的液滴;低能乳化法利用特定的体系特性,在不消耗大量能量的情况下就能制造出小液滴,有相转变温度法、相转变组分法、膜乳化法和自发乳化法。

乳液是一种液体或多种液体以小液滴形式混在另一种不互溶液体中的胶体化学分散体系。在不同的文献中,纳米乳液的确切定义存在一些差异,往往与自发形成的热力学稳定的微乳液混淆。传统乳液(或者大乳液、粗乳液)、纳米乳液和微乳液的主要区别在于液滴的大小和稳定性。传统的乳液颗粒大小以微米计,其直径通常在 $0.1 \sim 50 \ \mu m$ 之间,是一种不稳定的热力学体系;纳米乳液颗粒大小在 $50 \sim 400 \ nm$ 之间,虽然是一个热力学不稳定体系,但具有动力学稳定性;微乳液的液滴尺寸为 $10 \sim 100 \ nm$,属于热力学稳定体系,在环境条件不变的情况下一直保持稳定状态。传统乳液和纳米乳液在热力学上都是不稳定的,如果有足够长的时间,就会发生相分离。由于纳米乳液尺寸很小,可以在长时间内保持动力学稳定性,能够在数月甚至数年内不发生明显的絮凝和聚结。由于其粒径极小,往往呈现出透明到半透明状态。纳米乳液具有较低的油/水界面张力,这使其具有良好的润湿性、铺展性和渗透性,小的液滴体积和大的比表面积使得纳米乳液具有很强的传送和运输能力,并可用于运输活性物质(药物、营养品、香料等)。

本书第二部分的实验主要围绕制备工艺比较成熟的生物医用功能材料展开,并充分体现材料的功能性在生物医学的医疗器械、治疗药物和功能化妆品方面的意义。从理论讲解、制备工艺、表征分析、应用分析四个方面进行,希望对本科阶段学生的学习具有指导作用。

参考文献

[1] 王景昌,田羽竹,王卫京,等.功能化生物医用材料的研究进展[J].塑料科技,2019,47(10):148-153.

[2] 李佳馨,胡云云,廖芸芸,等.壳聚糖-纳米金自组装葡萄糖生物传感器的研究[J].西昌学院学报(自然科学版),2017,31(3):15-17.

[3] 聂秋林,袁求理,徐铸德,等.水热合成 CdS 纳米晶体的形貌控制研究[J].物理化学学报,2003,19(12):1138-1142.

[4] Sutherland A J. Quantum dots as luminescent probes in biological systems[J]. Current opinion in solid state and materials science, 2002,(6)4:365-370.

[5] 魏利娜,甄珍,奚廷斐.生物医用材料及其产业现状[J].生物医学工程研究,2018,37(1):1-5.

[6] 李欣玮,孙立新,林晓宏,等.固体脂质纳米粒作为药物载体[J].化学进展,2007,19(1):

87-92.

［7］徐昊垠,董春明.悬浮聚合制备微米级聚苯乙烯微球[J].化工生产与技术,2010,17(3):
24-26.

［8］Yang X Y, Chen L, Han B, et al. Preparation of magnetite and tumor dual-targeting
hollow polymer microspheres with pH-sensitivity for anticancer drug-carriers［J］.
Polymer, 2010, 51(12): 2533-2539.

［9］Zehm D, Ratcliffe L P D, Armes S P. Synthesis of diblock copolymer nanoparticles via RAFT
alcoholic dispersion polymerization: effect of block copolymer composition, molecular
weight, copolymer concentration, and solvent type on the final particle morphology[J].
Macromolecules, 2013, 46(1): 128-139.

［10］代旭栋,李云,李双双,等.皮肤外用脂质体的研究进展[J].国际药学研究杂志,2020,47
(11):914-921.

［11］朱帅,黄梦玲,吴倩倩,等.蛋黄卵磷脂的结构、提取、功能与脂质体研究进展[J].粮油食
品科技,2020,28(3):18-25.

［12］刘晓慧,李琼,陈良红,等.纳米固体脂质体及其在化妆品中的应用研究进展[J].日用化
学工业,2013,43(6):469-473.

［13］Anandharamakrishnan, Yagoubi A S, Shahidi F. Techniques for nanoencapsulation of
food ingredients[M]. New York: Springer, 2014.

［14］Joscelyne S M, Tragardh G. Membrane emulsification—a literature review[J]. Journal of
membrane science, 2000, 169(1): 107-117.

［15］詹世平,苗宏雨,王景昌,等.生物医用材料用于药物递送系统的研究进展[J].功能材料,
2019,50(9):9056-9062.

［16］周丝雨,梁黛雯,朱晓芳.纳米酶在生物医学领域的应用[J].实用临床医药杂志,2020,24
(6):8-10.

［17］田佳鑫,邓洁.纳米材料生物安全性研究进展及纳米生物材料类医疗器械常见问题[J].
生物技术通讯,2016,27(3):401-404.

［18］隋馨,隋红梅.纳米材料在医疗器械中的应用及安全性研究[J].养生保健指南,2021
(19):285.

［19］梯曼斯,赵迎欢,霍文,等.伦理学与纳米制药:新药的价值敏感设计[J].武汉科技大学学
报(社会科学版),2012,14(4):381-391.

［20］赵迎欢.纳米药物研发责任的伦理性质及理论基础[J].山东科技大学学报(社会科学
版),2010,12(5):15-20.

［21］Meher J G, Tarai M, Patnaik A, et al. Cellulose buccoadhesive film bearing glimepiride:
physicomechanical characterization and biophysics of buccoadhesion ［J］. AAPS

PharmSciTech，2016，17(4)：940-950.

［22］Mayer S，Weiss J，McClements D J. Vitamin E-enriched nanoemulsions formed by emulsion phase inversion：factors influencing droplet size and stability［J］. Journal of colloid and interface science，2013，402：122-130.

［23］刘晓慧,李琼,陈良红,等.纳米固体脂质体及其在化妆品中的应用研究进展[J].日用化学工业,2013,43(6):469-473.

第二部分

实践部分

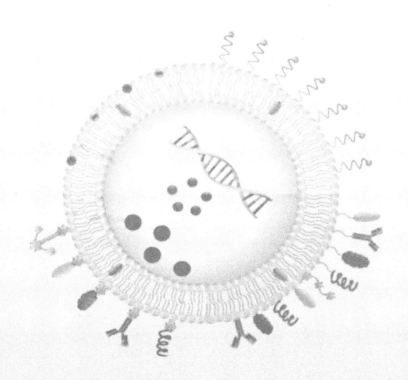

实验一 量子点分子信标生物医用功能材料的制备及其在端粒酶检测方面的应用

实验目的

1. 掌握量子点的制备技术及相关表征技术。
2. 了解荧光共振能量转移效应。
3. 了解量子点在肿瘤早期诊断中的应用。

实验背景

1. 分子信标概述

在基因和蛋白质时代,对用于定性和定量检测的高灵敏度、高亲和力分子生物探针的要求越来越迫切。幸运的是,Tyagi 在 1996 年首次建立了分子信标技术。这种技术在杂交试验中无须将探针-目标杂交体与多余探针分离就能产生荧光。由于分子信标具有操作简单、灵敏度高、特异性强的特点,已被用于核酸的实时定量测定,基因芯片的构建,甚至被用于体内分析。分子信标技术不仅在生物学研究中有着广泛的应用,而且将在遗传疾病的检测和诊断,以及基础和临床生物医学研究中发挥重要作用。

分子信标是一个荧光标记的寡核苷酸链,通常有 25～35 个核苷酸,从空间结构上看(图 2-1-1),它呈现一种发卡状结构。分子信标由三部分组成:(1)环区部分一般由 15～30 个核苷酸组成,专门与目标分子结合。(2)茎干区由 5～8 个互补的寡聚核苷酸组成。茎部与环部双链结构之间的热力学平衡关系靶向杂交分子,使得分子信标的杂交特异性明显强于常规线性探针。(3)荧光基团连接到 5′端,猝灭基团连接到 3′端。

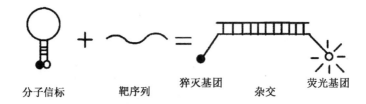

分子信标　　　　靶序列　　　猝灭基团　　　杂交　　　荧光基团

图 2-1-1　分子信标的原理

（图源：王怡瑾,王宏,聂立波,等. 分子信标技术[J]. 化学通报,2004,67(12):912-918.）

历史上第一个分子信标的茎干区含有 5 对碱基对,环区含有 18 个与目标核苷酸序列相匹配的碱基,这两者组成了该分子信标的茎环结构,在茎干区的 5′端连接有 5 -(2 -氨基乙氨基)- 1 -萘磺酸（EDANS）作为荧光基团，3′端连接有 4 -二甲胺偶氮苯- 4 -羧酸（DABCYL）作为猝灭基团。

根据 Förster 荧光共振能量转移理论,中心荧光能量转移效率与基团间距离的 6 次方成反比。因此,只有当荧光与猝灭基团之间有一定距离时,才会产生荧光。当靶 DNA 不存在时,分子信标呈发夹状结构,因此荧光基团和猝灭基团距离很近(7~10 nm),此时发生荧光共振能量转移（FRET）,使得荧光基团发出的荧光几乎全部被猝灭基团吸收,并以热的形式消散,因此表现为无荧光。当靶 DNA 与分子信标环区的碱基互补结合形成杂化双链时,由于此时该部位的杂交强度要大于茎干区的碱基互补的键能,因此分子信标的空间构象发生了变化,形成了双螺旋结构,猝灭分子和荧光分子将被分离。5′端的荧光分子与 3′端的猝灭分子分别处于双螺旋结构的两端,其分子间距离非常远,此时,能量转移的现象也不复存在,因此由 5′端连接的荧光分子发出的信号又能重新被机器检测到,检测到的荧光强度与溶液中靶标的数量成正比。

2. 量子点简介

量子点是一种胶体纳米晶体半导体,对这种纳米半导体材料施加一定的电场或光压,它们便会发出特定频率的光,而发出的光的频率会随着半导体尺寸的改变而变化(图 2-1-2),因而通过调节这种纳米半导体的尺寸就可以控制其发出的光的颜色。由于这种纳米半导体拥有限制电子和电子空穴（Electron Hole）的特性,这一特性类似于自然界中的原子或分子,因此被称为量子点。量子点一般为球形或类球形,其直径常在 2~20 nm 之间,一般由 Ⅳ、Ⅱ ~ Ⅵ、Ⅳ ~ Ⅵ 或 Ⅲ ~ Ⅴ 族元素组成,如硫化镉、碲化镉、硒化镉、硫化铅、磷化铟、硫化银、银铟硫、铜铟硫、碳量子点和硅量子点等。

此外,特定量子点发出的光的频率与量子点的大小直接相关。例如,直径为 2 nm 的 CdSe 量子点发射出波长为 550 nm 的绿光,而直径为 4 nm 的 CdSe 量子点发射出波长为 630 nm 的低能量红光(图 2-1-3)。除此之外,量子点的颜色还可

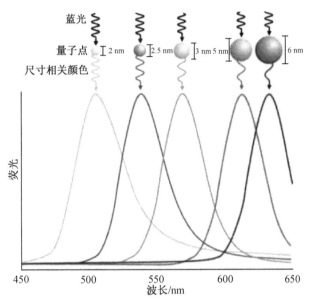

图 2-1-2　量子点尺寸效应

(图源:图片来自于网络)

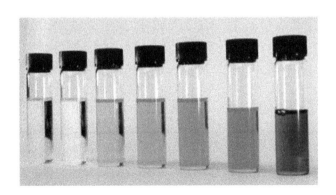

图 2-1-3　溶液中含有不同大小的 CdSe 量子点

(图源:Sutherland A J. Quantum dots as luminescent probes in biological systems[J]. Current opinion in solid state and materials science,2002,(6)4:365-370.)

通过选择不同的核心材料来调节,如不同核心材料量子点具有近紫外、可见和近红外的发射光谱范围。

量子点与有机荧光染料相比具有很多优点,如高亮度、较高的摩尔消光系数、较高的量子产率、良好的光稳定性、较长的荧光寿命等。量子点还具有独特的物理特性,例如表面多功能化修饰的可能性,而有机荧光染料无法具备这一特性。量子点与生物分子的大小相当,这使得量子点在荧光检测平台中更加有效。

3. 荧光共振能量转移

如图 2-1-4 所示,荧光共振能量转移(Fluorescence Resonance Energy Transfer,FRET)是指在两个不同的荧光基团中,如果一个荧光基团(供体)的发射光谱与另一个基团(受体)的吸收光谱有一定的重叠,当这两个荧光基团间的距离合适时,就可观察到荧光能量由供体向受体转移的现象,即以前一种基团的激发波长激发时,可观察到后一个基团发射的荧光。

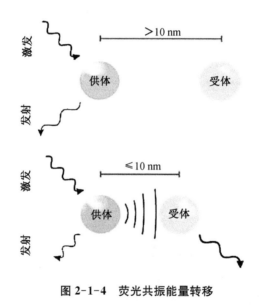

图 2-1-4　荧光共振能量转移

(图源:刘静.端粒酶 ZnS 量子点分子信标的构建及其性能研究[D].天津:天津理工大学.)

简单地说,荧光共振能量转移就是在供体基团的激发状态下由一对偶极子介导的能量从供体向受体转移的过程,此过程没有光子的参与,所以是非辐射的。供体分子被激发后,当受体分子与供体分子相距一定距离,且供体和受体的基态及第一电子激发态两者的振动能级间的能量差相互适应时,处于激发态的供体将把一部分或全部能量转移给受体,使受体被激发。在整个能量转移过程中,不涉及光子的发射和重新吸收。如果受体荧光量子产率为零，那么发生能量转移，荧光熄灭；如果受体也是一种荧光发射体，那么呈现出受体的荧光，并造成次级荧光光谱的红移。

荧光共振能量转移现象早在 20 世纪初就被发现，近年来，由于其在生物分子结构和动力学方面的广泛应用，引起了人们的广泛关注。等离子体共振能量转移（PRET）是另一种类似的机制，半导体量子点（QDs）和金属纳米粒子（MNPs）是典型的例子，即激发的量子点的发射特性被等离子体振荡产生的局域电场所改变。

总的来说，FRET 是一种广泛应用于生化分析领域的均相检测技术。FRET 的有效实施不仅需要供体和受体荧光物质共享一个相当大的光谱重叠，还需要有简单且可重复的方法用于在靶分子上标记所需的供体和受体分子。传统的荧光供体通常是有机荧光染料分子，它们存在易被光漂白和生物基质中荧光背景较高等不足。

4. 端粒酶研究现状

端粒酶是一种核糖核酸-蛋白质复合物（RNP），由单个长链非编码 RNA（称为端粒酶 RNA）和相关蛋白质［包括端粒酶逆转录酶（TERT）］组成。端粒酶通过利用端粒酶 RNA 中包含的互补模板，合成物种特异性 DNA 端粒重复序列的多个副本，从而延伸线性染色体的 3′端。端粒酶也可能在调节互补链的合成中发挥作用。体外组装的端粒酶逆转录酶和端粒酶 RNA 可以一定程度的催化端粒重复合成，但在体内端粒酶活性需要与参与生物发生的蛋白质结合。端粒酶活性在体细胞中大多无法检测到，在干细胞和生殖细胞中处于中等水平，在大多数癌细胞中处于较高水平，85％～95％的恶性肿瘤组织中都存在端粒酶的阳性表达，因此，端粒酶活性是恶性肿瘤诊断的重要指标之一。

目前，临床上主要采用的端粒酶检测方法是端粒重复扩增法（Telomeric Repeat Amplification Protocol，TRAP），即采用聚合酶链式反应（Polymerase Chain Reaction，PCR）测定端粒酶的 DNA 聚合酶活性。在 TRAP 中，端粒酶会反转录出一段 DNA，将该 DNA 片段经过聚合酶链式反应进行扩增，得到大量 TTAGGG 片段。对于阳性患者来说，聚合酶链式反应结果显示为一系列相差 6 bp（6 个碱基对）的 DNA 条带（图 2-1-5）。

随着癌症发病率的升高和人们对健康问题的重视，肿瘤预防和癌症早期治疗越发重要。端粒酶作为癌症早期诊断的生物标记物之一，对其活性实现高效、高灵敏检测十分有必要。本实验参考了章节末参考文献［1］～［3］进行实验设计。

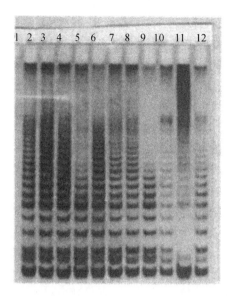

图 2-1-5　白血病细胞端粒酶检测结果 1、正常标本，2、U937 细胞系，3~12、急性白血病初诊或复发期标本

（图源：李昕权，郑晓飞，王红．急性白血病端粒酶检测及临床相关分析［J］．中国肿瘤临床与康复，2000（06）：17-18．）

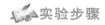 **实验设备和材料**

1. 氮气、NaBH₄、碲粉、CdCl₂·2.5H₂O、巯基丙酸、NaOH、环己烷、吐温 80（聚山梨酯-80）、硅酸乙酯（TEOS）、异丙醇、无水乙醇、6-（马来酰亚胺基）己酸琥珀酰亚胺酯（EMCS）溶液、NaCl 甲醇溶液、核黄素罗丹明 B（Rhodamine B）。

2. 磁力搅拌器、离心机、紫外光谱仪、荧光光谱仪、透射电子显微镜（TEM）、扫描电子显微镜（SEM）。

实验步骤

1. 两步合成法制备 CdTe 量子点

（1）往试剂瓶中加入 10 mL 蒸馏水，通氮气 30 min 除氧，再将 4 mmol 的 NaBH₄ 加入试剂瓶中，待固体溶解完全，迅速加入 1 mmol 的碲粉，常温下反应 2 h，得到 NaHTe 溶液。

（2）在常温条件下，将 100 mL 蒸馏水加入 250 mL 三口烧瓶中，通氮气搅拌 30 min，称取 1 mmol CdCl₂·2.5H₂O 加入烧瓶中，溶解完全后，向此溶液中加入 150 μL 巯基丙酸，缓慢滴加 1 mol/L NaOH，调节溶液 pH 值到 10~11，得到 Cd

前驱体溶液。

（3）将新获得的 NaHTe 快速加入带有 Cd 前驱体溶液的三口烧瓶中，得到橙红色透明溶液，氮气保护下 100 ℃回流 2 h，得到 CdTe 量子点。

2. 反相微乳液法制备 CdTe@SiO₂ 量子点

（1）将 15 mL 环己烷、3.6 mL 表面活性剂和 3.5 mL 吐温 80 混合，搅拌 30 min 至澄清。

（2）加入 800 μL CdTe 量子点水溶液，常温搅拌 30 min，形成透明且性质稳定的油包水微乳液。

（3）将一定量的 TEOS 和氨水加入微乳溶液体系中，连续搅拌 24 h。

（4）用异丙醇、无水乙醇和水离心，除去上清液，最后用水定容到 5 mL，用于后续表征。

3. 检测端粒酶的量子点分子信标构建

（1）分子信标的核酸序列和其碱基互补的靶核酸序列如图 2-1-6 所示。

(1) 5′-HS(C6)GTGAC<u>CGTGG TTTCTGTGTG G</u>TGTCAC-3′

(2) 5′-HS(C6)GTGAC<u>ACCACACAGAAACCACG</u>GTCAC-3′

图 2-1-6　分子信标的核酸序列和其碱基互补的靶核酸序列

（2）在 600 μL 浓度为 2.5 mmol/L 的量子点水溶液中，加入 200 μL 浓度为 1 mg/mL 的 EMCS 溶液，充分搅拌 10 min 后，加入 1.5 μL 1×10⁻⁴ mol/L 的 5′端巯基修饰后的核酸(1)链：5′-HS(C6)GTGACCGTGGTTTCTGTGTGGTGTCAC-3′，37 ℃孵育 2.5 h。

（3）在上述混合液中加入浓度为 0.055 mol/L 的 NaCl 甲醇溶液，除去过量的连接剂 EMCS，离心后，沉淀重新悬浮于 600 μL 去离子水中；检测其紫外吸收曲线。

（4）量子点与 5′端巯基修饰后的核酸链连接后，加入等体积量的浓度为 2.65×10⁻⁵ mol/L 的核黄素水溶液 600 μL，37 ℃孵育一段时间，即可得到游离态的量子点-核黄素分子信标。

（5）加入浓度为 3.5 μL 1×10⁻⁴ mol/L 的靶核酸，序列为 5′-GTGACACCACACAGAAACCACGGTCAC-3′，37 ℃反应 2.5 h。荧光观察其与靶核酸的杂交情况。

4. 紫外光谱表征与量子产率计算

（1）对样品的紫外光谱分析在紫外光谱仪上进行。首先定基线，待基线稳定后,将其中一个样品池换为待测样品,测定紫外吸收光谱曲线。

(2) 对样品的荧光光谱分析在荧光光谱仪上进行。首先将样品池放入槽内,设定好参数(EX WL 490 nm,Scan Speed 240 nm/min,EX 2.5 nm,EM 2.5 nm)后即可测量得到产物的荧光光谱。

(3) 以罗丹明 B 为标准物,在相同实验条件下获得吸光度,计算量子产率的公式为

$$\Phi_x = \Phi_r \left[\frac{A_r}{A_x} \right] \left[\frac{n_x^2}{n_r^2} \right] \left[\frac{D_x}{D_r} \right]$$

式中,Φ_x、Φ_r 分别为被测样品和标准物的量子产率;A_x、A_r 分别为被测样品和标准物在激发波长的吸收度;n_x、n_r 分别为被测样品和标准物所在溶液的折射率;D_x、D_r 分别为被测样品和标准物的荧光积分面积。

5. 电镜微观表征

(1) 透射电子显微镜(TEM)分析:将待测样品在乙醇溶液中分散均匀,取一滴乙醇溶液置于铜网上,待铜网自然干燥后,放于透射电子显微镜下观察。

(2) 扫描电子显微镜(SEM)分析:将待测样品通过导电胶固定在样品台上,并在其表面镀金 90 s,随后将样品台置于扫描电子显微镜中进行观察。

注意事项

1. 所有溶液须现配现用。
2. 量子点需用棕色瓶低温保存。

参考文献

[1] 贾沪宁,叶宝芬,严拯宇.量子点分子信标的制备及其在核酸检测中的应用[J].化工进展,2012,31(5):1071-1075.

[2] 何梦博,邱广斌.量子点标记技术在分子生物学中的研究进展[J].分子诊断与治疗杂志,2014,6(5):352-355.

[3] 王贺宁,孟祥溪,周克迪,等.分子影像探针:量子点在癌症成像和早期检测中的应用[J].中国医疗设备,2015,30(4):7-10.

[4] Tyagi S, Kramer F R. Molecular beacons: Probes that fluoresce upon hybridization[J]. Nature Biotechnology, 1996, 14(3): 303-308.

实验二　羟丙基壳聚糖即型水凝胶的制备及其在局部快速止血方面的应用

实验目的

1. 了解水凝胶在止血方面的应用。
2. 掌握羟丙基壳聚糖即型水凝胶的制备方法。

实验背景

1. 止血材料的研究进展

快速止血是创面愈合的首要环节。严重出血的伤口组织若在短时间内流血量达到全身血液容量的 30% 或更多将会危及生命。但事实上，若在 30 min 内有效止血，40% 以上的死亡是可以避免的。

在古代，中国人就用中草药或药膏止血，而埃及人用生肉、蜂蜡、油脂等来止血。现代以来，人们对凝血机制进行了深入研究（图 2-2-1），并从人体自身的生理止血过程中得到启发，开始有目的地开发研究新的止血材料。骨蜡、胶原、明胶、氧化纤维素、纤维蛋白胶、凝血酶等越来越多的局部止血材料开始应用于临床。人们从牛血清中提取出的胶原，第一次应用于外科手术是在 1940 年；从木浆中提取出的纤维素在 1940 年开始用于外科止血中，它所提供的酸性环境被认为能够增强凝血效果；人们还从猪皮中提取明胶，从 1945 年开始应用于外科手术中。

2. 水凝胶的分类

水凝胶是一种应用最广泛的生物医用材料，它能在水中溶胀形成三维空间结构，保持大量水分而又不溶解。水凝胶本身含有大量的水，质地柔软，这与生物机体组织十分相似。另外，大多数的水凝胶中使用的高分子材料尤其是天然高分子材料低毒或无毒，因此水凝胶具有良好的组织相容性，在应用于生物医用材料领

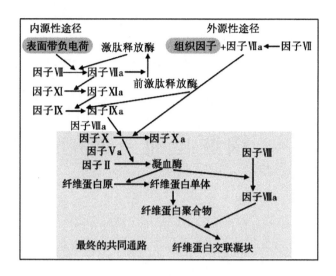

图 2-2-1　经典的内源性和外源性凝血途径

(图源：杨婉君,耿智隆,吴俊东.创伤性凝血功能障碍相关机制研究进展[J].中国急救医学,
2020,40(3):263-267.)

域与机体接触时,能够把组织炎症降低到最低程度。

水凝胶因具有良好的生物相容性、组织黏附性以及可覆盖不规则伤口的性能,已成为创面伤口快速止血的良好选材。水凝胶止血敷料可牢牢黏附于伤口表面,阻止伤口出血渗漏,并可作为避免细菌感染的重要屏障。早期的止血水凝胶材料,结构都比较简单,功能也比较单一。例如,最早使用的海藻酸盐材料,因其具有比自身体积大 10 倍的吸收量而被作为止血材料广泛使用,但是它对于伤口愈合却无其他有效功能。后来,向从动物中分离得到的胶原蛋白中添加细胞因子,使其既具有止血功能,也在一定程度上具有了促进伤口愈合的效果。图 2-2-2 为生物黏合水凝胶的制备及应用。

水凝胶可由一种或多种单体经聚合、缩合等化学反应交联制成,也可以直接由线性高分子聚合物交联制备而成。前者一般都是通过辐射、酶、催化剂等手段在交联剂存在的情况下进行自由基聚合化学反应,因此多被称为化学交联水凝胶;后者则是通过嵌段或接枝共聚、结晶、氢键、电荷作用等得到的物理交联水凝胶。根据水凝胶对外界刺激的响应,又可分为普通水凝胶和智能水凝胶。普通水凝胶通常不带电荷,对温度、pH、光电等刺激不敏感;智能水凝胶则相反,水凝胶内一般不光有亲水基团,还有比较多的疏水基团,电荷性较强,往往能够对温度、pH、光电等刺激的很小变化产生较大的响应，据此种响应机制制备而成的水凝胶分别被称为温度敏感型水凝胶、pH 敏感型水凝胶、光（电）敏感型水凝胶（图 2-2-3）。

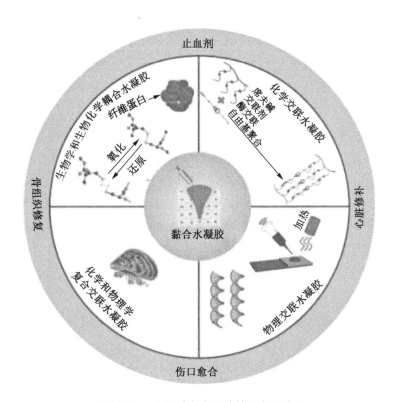

图 2-2-2　生物黏合水凝胶的制备及应用

（图源：林柏仲，赵丽，王宏伟，等. 生物黏合水凝胶研究进展[J]. 功能高分子学报，2020，33(2)：125-140.）

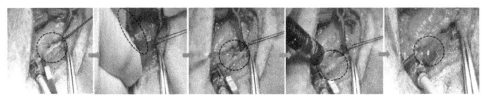

图 2-2-3　光敏感型水凝胶用于猪颈动脉模型快速止血

（图源：Hong Y，Zhou F，Hua Y，et al. A strongly adhesive hemostatic hydrogel for the repair of arterial and heart bleeds[J]. Nature communications，2019，10(1)：2060.）

即型水凝胶(In Situ Forming Hydrogel)又称原位水凝胶,它能够在将胶液打出靶部位后快速完成从液相到固相的转变。制备即型水凝胶有物理法和化学法两种。物理法一般是根据高分子材料的温度敏感性、pH敏感性或光电敏感性,通过高分子自身对外界刺激做出响应,完成相变转化后制备成即型水凝胶;化学法则是指通过酶催化交联、席夫碱、迈克尔加成、离子交联等化学交联作用将分子内部或高分子之间交联成凝胶态高聚物制备成即型水凝胶。

相比于传统的生物医用材料,即型水凝胶应用于生物医药领域具有十分明显的优势:

① 即型水凝胶应用于载药缓释或基因载体时,无须对任何一方进行改性或修饰,只需将待负载的药物分子或者基因与水凝胶的胶液混合即可,水凝胶中的三维网络结构会自动将其均匀分散并包裹,操作十分方便,同时所载药物或基因能够最大限度保持生物活性,还可实现局部靶向给药以及达到长效缓慢释放的效果。

② 即型水凝胶应用于组织修复或组织工程支架时,利用即型水凝胶可流动的特性,实现水凝胶与不规则的缺损部位充分吻合。

③ 即型水凝胶可以采用注射的方式给药,省去外科手术植入过程,方便快捷并且可以减轻患者的痛苦,减少并发炎症的发生。

④ 即型水凝胶一般都为体内可吸收材料,植入机体后可逐渐被降解吸收,无须再次手术取出,减轻了患者的痛苦。

3. 壳聚糖即型水凝胶的制备原理

壳聚糖(Chitosan)(图2-2-4)是一种天然高分子多聚糖物质,广泛分布于虾蟹、昆虫等动物中,是一种新兴的止血材料。壳聚糖的生物相容性好,具有生物降解性。壳聚糖的止血机制不同于常规材料依赖血小板或凝血因子,其能够直接与红细胞和血小板发生交联和凝集作用,加速形成血凝块以达到止血的目的。

此外,壳聚糖还具有抑制多种细菌生长的作用,可以减少创面感染的发生。由壳聚糖纤维做成的创面敷料既吸水又透氧,能够在创伤表面形成一层生物屏障。壳聚糖敷料的透气性好,使得敷料下的创面组织可以获得足够的氧气,有利于上皮细胞的生长,从而促进伤口愈合。所有这些特点都使得壳聚糖成为目前创面止血愈创的热点研究材料,大量的壳聚糖类伤口处理材料涌

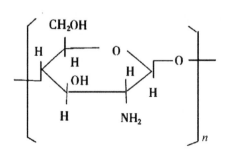

图2-2-4 壳聚糖的分子结构图

现出来。但由于壳聚糖本身不溶于水，限制了其在生物医药领域的应用。

羟丙基壳聚糖（Hydroxypropyl Chitosan, HPCTS）（图 2-2-5）是用碱化冻融后的壳聚糖与环氧丙烷反应制得。由于在壳聚糖分子上引入了亲水性羟基基团，改变了分子原来的晶型结构，削弱了壳聚糖分子间和分子内的氢键作用，从而使其水溶性和反应活性得到改善。

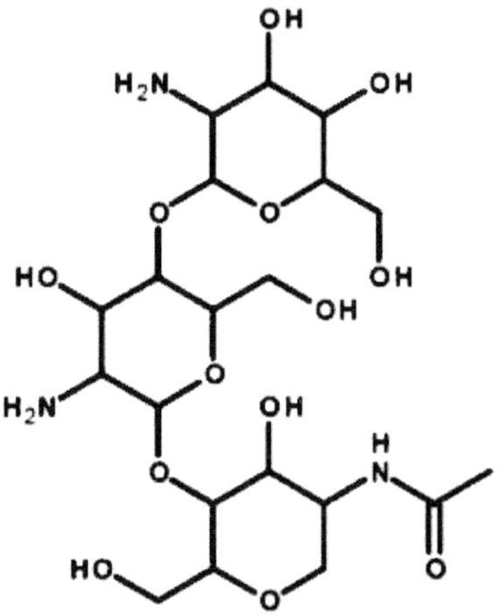

图 2-2-5　羟丙基壳聚糖的分子结构图

有研究表明，羟丙基壳聚糖在治疗骨关节炎的实验中治疗效果要好于透明质酸。羟丙基壳聚糖与其他药物制成的混合膜敷料能治疗多种皮肤性炎症。还有研究人员在可控性药物释放体系中将羟丙基壳聚糖的醋酸盐作为纤维细胞生长剂的载体，取得了较好的效果。体内外降解研究表明，与壳聚糖膜相比，羟丙基壳聚糖膜具有更好的生物降解性，并且生物相容性良好，羟丙基壳聚糖的取代度越高，生物降解速率也越快。

作为壳聚糖的重要衍生物之一，羟丙基壳聚糖不仅具有良好的生物相容性、可完全降解性，还具有吸湿保湿、起泡、抗菌、乳化和成膜等许多良好的特性和生理活性，可望在化妆品、医药卫生、轻纺、食品保健等领域得到广泛应用。

海藻酸钠是由褐藻提取的一种多糖，是 β-D-甘露糖醛酸和 α-L-古洛糖醛酸两种糖残基组成的无规嵌段共聚物。总体来讲，海藻酸钠是一种价格相对低廉的天然无毒生物材料，目前已经开始在生物医药领域大量使用。然而，由于海藻酸盐本身的降解速率较低，这在一定程度上限制了海藻酸盐水凝胶的应用。

海藻酸钠糖残基中具有邻二醇结构，利用高碘酸钠水溶液的选择性氧化性质,将海藻酸钠分子中糖醛酸的 C2 和 C3 断裂,在海藻酸钠中引入新的活性基团——双醛基,与壳聚糖分子中的氨基进行席夫碱反应交联,并在一定程度上提高其降解性能。

羟丙基壳聚糖的糖残基上仍然有氨基的存在,将经过高碘酸钠部分氧化的海藻酸钠与其混合后,氧化海藻酸钠分子中的醛基会和这些氨基发生席夫碱反应,此反应无须催化,且反应迅速,能够使得两种胶液在打出部位即刻成胶,从而制得壳聚糖即型水凝胶。

局部止血材料在外科创伤手术中的作用是无可替代的,目前已经在使用的胶原、明胶、纤维素及其衍生物、凝血酶、水凝胶等止血材料和医疗器械在手术过程中的顺利止血方面发挥着不可或缺的作用,其中水凝胶型止血材料更是因其非常优良的特性得到了大多数临床医生的认可。然而目前在临床中使用的水凝胶材料仍然有一些不容忽视的安全风险。

医用生物蛋白胶(BioGlue)使用的主要原料是动物源性牛白蛋白,交联剂选用的是具有较强细胞毒性的戊二醛。原料的安全隐患致使 BioGlue 具有较高的安全风险,目前也已经有临床病例证明 BioGlue 在生物降解性和生物相容性方面的不足。BioGlue 于 2000 年 1 月份开始在加拿大上市,据《中国医学论坛报》援引加拿大卫生部数据,2000 年—2003 年,未收到相关不良反应报告,在 2004 年—2005 年间,加拿大卫生部则收到了可能与 BioGlue 手术创口黏合剂相关的不良反应病例报告 13 例,其中有 7 例是在再次手术时发现使用部位出现炎症,有 3 例则是报告了排异反应,需要将形成的黏合剂包囊除去。

Coseal 胶(外科用封合剂)是由人工合成材料 PEG 制备而成,其 pH 值为 9左右,在使用时有较刺激的硫黄味,这些无疑会给其生物相容性和生物安全性带来一定影响。

纤维蛋白胶(Fibrin Glue)由于其自身的动物源性和血液源性的病毒传播风险,原国家食品药品监督管理局在 2006 年将动物源性纤维蛋白胶纳入药品管理,提高其质量管理和质量控制等级。

以上种种因素使得一些医药管理人员以及一些临床医生对水凝胶的安全隐患开始产生担忧,而在目前国内的市场上和临床上水凝胶剂型的体内止血材料是一个空白。本实验考虑生物安全性和止血有效性两个方面的因素,选择了天然高分子多糖类材料壳聚糖和海藻酸钠作为原料,制备一种体内可吸收的即型水凝胶止血材料,测定其基本理化性质,充分评价其生物安全性和止血效果,为壳聚糖即型水凝胶的应用提供参考。本实验参考了章节末参考文献[1]~[5]进行实验设计。

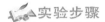 **实验设备和材料**

1. 壳聚糖(脱乙酰度 95%,黏度 500 mPa·s)、海藻酸钠(黏度 800 mPa·s)、环氧丙烷、异丙醇、氢氧化钠、盐酸、95%乙醇、丙酮、高碘酸钠、维斯塔尔(Wistar)大鼠、纤维蛋白胶(亦称生物蛋白胶)。

2. 三口瓶、真空干燥箱、扫描电子显微镜(SEM)。

实验步骤

1. 羟丙基壳聚糖的制备

(1) 取纯化后的壳聚糖 100 g,加入 300 mL 异丙醇搅拌浸泡 30 min。加入 50%(质量比)的氢氧化钠浓碱液 100 mL,继续搅拌 2 h,冻融后将碱化后的壳聚糖除去多余水分,再加入三口瓶中回流、搅拌,再次加入 300 mL 异丙醇。

(2) 室温下搅拌 1 h 后,开始往体系中缓慢滴加环氧丙烷 1 200 mL,控制反应温度在 55 ℃,4 h 后停止反应。向反应体系中缓缓加入丙酮,快速搅拌,即可得羟丙基壳聚糖固体,将此固体反复洗涤,洗去多余的有机溶剂,即可得到羟丙基壳聚糖粗品。

(3) 将上述羟丙基壳聚糖溶解于蒸馏水中,调节 pH 值至中性,分级过滤除去杂质后,用丙酮沉淀,再用 95%乙醇洗涤数次。真空干燥箱内干燥后即可得到纯化的羟丙基壳聚糖。

2. 氧化海藻酸钠的制备

(1) 取纯化后的海藻酸钠 100 g,溶解于三蒸水(即经过三次蒸馏收集的水)中。将 9.9 g 高碘酸钠溶解于适量水中,一次性加入体系中。室温避光搅拌 12 h 后,停止反应。

(2) 将反应液置于 4 ℃避光条件下透析,透析液真空冷冻干燥后得氧化海藻酸钠制品。

3. 壳聚糖即型水凝胶的制备

(1) 将羟丙基壳聚糖和氧化海藻酸钠分别溶解于三蒸水中,溶解完全后分别通过 0.22 μm 滤膜除菌,将过滤后的胶液分别装于双联注射器的两个注射管中并标记。

（2）使用时，将装有两种胶液的双联注射器前端安装上混合装置，使得两种胶液可以在接触使用部位前充分混合，在使用部位两种胶液会在原位通过席夫碱反应交联成凝胶状态，即为壳聚糖即型水凝胶。

4. 壳聚糖即型水凝胶的成胶时间及表征

（1）壳聚糖即型水凝胶的成胶时间与反应温度有较大关联，温度越高，反应速度越快。将壳聚糖水凝胶分别置于4℃、25℃和37℃的恒温柜中平衡，再利用平板倾斜法测定各组的成胶时间，具体操作为：将待测胶液挤出置于相应温度的培养皿上，缓慢倾斜转动培养皿，观察胶液状态，记录胶液停止流动成为凝胶状态时的时间。

（2）壳聚糖水凝胶真空冷冻干燥，将水凝胶干品的断面进行真空喷金处理，用扫描电子显微镜观测并拍照，结果如图2-2-6所示。

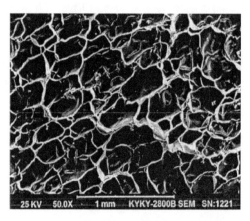

图 2-2-6　壳聚糖即型水凝胶的扫描电镜照片

（图源：宋福来，邵凯，刘万顺，等.壳聚糖即型水凝胶的理化性质、止血功能和生物相容性研究[J].功能材料，2014，45（9）：9065-9069.）

5. 壳聚糖即型水凝胶的溶胀率测定

（1）称取一定量的壳聚糖水凝胶（记为 W_d），置于足量的生理盐水中，37℃浸泡平衡。24 h后将胶体取出，吸干胶体表面水分，精确称重（记为 W_s）。

（2）计算水凝胶的溶胀率。溶胀率计算公式为：

$$溶胀率(SR) = \frac{W_s - W_d}{W_s} \times 100\%$$

6. 壳聚糖即型水凝胶在大鼠肝损伤出血模型中的止血作用

（1）取 30 只大鼠随机分为空白对照组、纤维蛋白胶组、壳聚糖即型水凝胶组，每组 10 只。大鼠腹腔注射戊巴比妥钠（30 mg/kg 体重）麻醉，腹部剃毛消毒，开腹后游离暴露出肝脏左叶，下垫无菌纱布。

（2）用组织剪在距肝尖 0.5 cm 处剪除肝脏组织，形成肝脏损伤出血创面，自由出血 10 s 后，用灭菌纱布或棉球将肝脏创面的血液擦去，即刻进行止血处理。空白组不使用止血材料，对照组使用纤维蛋白胶止血（0.2 mL/伤口），实验组使用壳聚糖即型水凝胶止血（0.2 mL/伤口），记录每只大鼠的止血时间。确认完全止血后，关腹缝合。

（3）将术后的大鼠精心饲养 3 周，每隔一周各组分别取 3 只开腹进行组织学检查。用锋利的手术刀片将肝脏创面周围约 1 cm 区域的肝脏组织切下，置于福尔马林中固定，石蜡切片，苏木精-伊红（HE）染色，从而可以了解止血材料对创面愈合的影响，以及材料的生物相容性和生物降解性。

参考文献

［1］林柏仲，赵丽，王宏伟，等. 生物黏合水凝胶研究进展［J］. 功能高分子学报，2020，33（2）：125-140.

［2］Hong Y，Zhou F，Hua Y，et al. A strongly adhesive hemostatic hydrogel for the repair of arterial and heart bleeds［J］. Nature communications，2019，10（1）：2060.

［3］宋福来，邵凯，刘万顺，等. 壳聚糖即型水凝胶的理化性质、止血功能和生物相容性研究［J］. 功能材料，2014，45（9）：9065-9069.

［4］安占超，周末，金政，等. 壳聚糖基水凝胶在伤口敷料中的应用［J］. 黑龙江大学自然科学学报，2021，38（2）：195-202.

［5］何静，吴方. 羧甲基壳聚糖水凝胶的阳离子质量分数对止血效果的影响及其止血机理［J］. 中国科技论文，2018，13（12）：1325-1328.

实验三 壳聚糖水凝胶生物医用功能材料的制备及其在模拟细胞外基质方面的应用

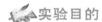 实验目的

1. 了解天然多糖壳聚糖的相关信息与特性。
2. 掌握壳聚糖水凝胶的制备与表征方法。
3. 掌握细胞培养技术。

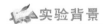 实验背景

1. 水凝胶材料的制备

水凝胶(hydrogel),是将部分疏水基团和亲水残基引入水溶性高分子的网状交联结构中而形成一类具有三维网状结构的高分子材料,其中亲水残基和水分子相结合,将水分子包裹于网状结构内部,疏水残基则遇水膨胀。水凝胶可以吸收是自身重量千倍的水,且仅溶胀不溶解。由于水凝胶具有良好的生物相容性和亲水性,形态柔软,类似生物体组织,目前在生物医学领域,如药物控释、细胞的固定化载体、生物分子、组织工程和传输体系等方面有着广泛的应用。根据水凝胶的网络交联方式可分为物理凝胶和化学凝胶。

(1)物理凝胶的制备

物理凝胶是通过物理作用如氢键、静电作用、链的缠绕等分别或者共同形成的。制备物理凝胶通常采用下列几种方法:

① 氢键。例如聚丙烯酸和聚甲基丙烯酸与聚乙二醇形成络合物。这些络合物在聚乙二醇的羟基/聚甲基丙烯酸的羧基之间形成氢键。氢键只有在羧酸基团发生质子化时才会形成,这表明凝胶的膨胀依赖于 pH。

② 离子交联。向带有正、负电荷的高分子中加入交联剂就可以得到由离子交联而形成的水凝胶,离子桥的形成使高分子链连接成一个三维网络,如海藻酸可在 Ca^{2+} 存在下交联形成开放的三维网状结构。图 2-3-1 为一种全物理交联三重互穿网络水凝胶。

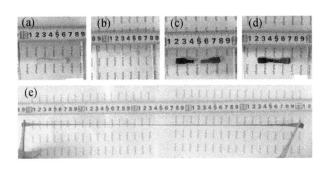

图 2-3-1　一种全物理交联三重互穿网络水凝胶

(图源:附怡清,杨婷,杨倩玉,等. 全物理交联三重互穿网络
水凝胶的制备与性能[J]. 高分子材料科学与工程,2021,37(3):157-167.)

③ 两亲性接枝和嵌段聚合物。两亲性接枝和嵌段聚合物具有自组装能力,在水介质中形成水凝胶和聚合物胶束,其中聚合物疏水部分自组装。亲水性二嵌段聚合物产生层状胶束等。多嵌段聚合物可能包含疏水链,疏水链的疏水段附着在聚合物的亲水接枝或水溶性主链上。聚乳酸的可生物降解性和聚乙二醇的生物相容性促使许多研究人员创造由这些成分组成的嵌段聚合物,并为了药物输送的目的,用它们构建水凝胶,其中药物的释放可能是由降解现象和被动扩散引起的。

④ 结晶交联。非定型的高分子链通过结晶作用形成网络结构,作为物理交联点的结晶区会使亲水高分子溶胀而形成水凝胶。而具有手性结构的聚合物如右旋聚乳酸(PDLA)与其异构体 PLLA 混合后会发生立体络合反应,导致形成紧密的结晶,从而形成凝胶。如此形成的水凝胶有很高的熔点和比较低的临界凝胶浓度,如聚乙烯醇水溶液在室温下储存时,会产生一种机械强度低的凝胶;而当聚乙烯醇水溶液经过冻融过程后,会产生一种坚韧且具有很大弹性的凝胶。

(2) 化学凝胶的制备

化学凝胶是由化学键交联而形成的三维网络聚合物,其性能比物理凝胶更稳定。制备化学凝胶通常采用下列几种方法:

① 官能团反应交联法。亲水性聚合物具有一定的亲水性基团,如—NH$_2$、

—COOH、—OH，可用于水凝胶的形成。另外，缩合反应和加成反应也是让高分子链交联的一种有效方法。

② 自由基聚合法。这是制备化学凝胶最常用的一种方法。在交联剂作用下，用低相对分子质量的单体通过自由基聚合制备水凝胶，交联剂的用量对最终水凝胶的性质有非常大的影响，如聚 N-异丙基丙烯酰胺（PNIPAM）交联网络的制备。

③ 自由基聚合交联法。除了乙烯基单体混合物的自由基聚合外，还可通过可聚合基团衍生亲水性聚合物的自由基聚合制备化学交联水凝胶。采用天然、合成和半合成亲水性聚合物合成凝胶。此外，通过紫外聚合也可以完成水凝胶的合成，同时也可以实现光可逆系统，即在紫外线照射下，预先形成的水凝胶降解，从而释放出药物。

④ 酶催化交联法。与上述几种方法相比，这种方法效率较高，并且具有无须使用有毒交联剂、高选择性以及催化反应条件温和（一般在常压、常温下）等优点。例如，Song 等人利用微生物转谷氨酰胺酶（MTGase）对大豆蛋白进行催化，制得了相对分子质量更大的分子聚合体，形成了具有良好的缓释性能和生物相容性的蛋白基水凝胶（图 2-3-2）。

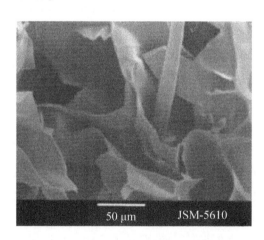

图 2-3-2　一种蛋白基水凝胶的电镜扫描照片

（图源：王品，崔英德，尹国强，等. 蛋白基水凝胶及其应用［J］. 化工进展，2009，28（12）：2169-2172，2179.）

2. 水凝胶在皮肤创面的应用

（1）负载抗菌剂

细菌感染是伤口愈合最常见和不可避免的挑战。当伤口感染时，细菌可能会在感染部位引起持续的炎症反应,这将进一步延长炎症期。对于严重的炎症,细菌感染往往导致伤口愈合不成功,甚至可能导致并发症,包括败血症。虽然临床上可以使用抗生素来实现良好的感染控制,但细菌耐药性的问题正变得越来越严重。因此,寻找更好的抗菌策略已成为一个备受关注的话题。

迄今为止,抗菌药物仍是临床治疗伤口感染的首选策略。据报道,大量药物被包封成水凝胶制备抗菌伤口包扎剂,包括抗生素(如阿莫西林、氨苄西林、四环素、庆大霉素等)和其他一些抗菌药物(如聚维酮碘、醋酸洗必泰、三氯生、辛伐他汀、水杨酸盐等)。

虽然一些天然材料来源的水凝胶本身具有抗感染性,如壳聚糖、海藻酸水凝胶等,但在高分子载体上固定抗菌剂分子,形成抗水溶性聚合物抗菌材料,则会产生更好的抑菌作用。Homann H H 等人制备聚乙烯吡咯烷酮碘脂质体水凝胶治疗 43 例深 II 度烧伤患者(图 2-3-3),该水凝胶载体强化了脂质体的药物输送特性并提供了创面愈合所需的湿润环境,结果显示其抗感染效果优于洗必泰、脂肪纱布及磺胺嘧啶银软膏。

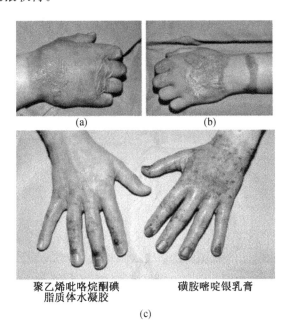

图 2-3-3 聚乙烯吡咯烷酮碘脂质体水凝胶治疗深 II 度烧伤患者

(图源:Homann H H,Rosbach O,Moll W,et al. A liposome hydrogel with polyvinyl-pyrrolidone iodine in the local treatment of partial-thickness burn wounds.[J]. Annals of plastic surgery,2007,59(4):423-427.)

除此之外,利用水凝胶负载纳米材料,特别是金属单质和抗菌肽,可以作为纳米平台促进创面愈合。

Masood 等人对纳米银浸渍的壳聚糖-聚乙二醇水凝胶进行研究发现,与水悬浮液中的银纳米颗粒相比,负载于水凝胶中的纳米银促愈合效果更好。

Li 等人将抗菌肽 AP-57 引入纳米颗粒并负载于热敏水凝胶中(图 2-3-4),这种可注射原位成胶体系注射于创面后由溶胶转化为不流动的凝胶,具备低细胞毒性和持续的药物缓释特性。可引入金属氧化物和生物玻璃等抗菌材料,或与抗菌药物的聚合物微粒相结合作为水凝胶缓释体系应用于创面,以期增强水凝胶的抗感染能力和促愈合效果。

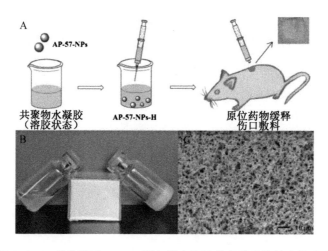

图 2-3-4　将抗菌肽 AP-57 引入纳米颗粒并负载于热敏水凝胶中

(图源:Li X L, Fan R R, Tong A P, et al. In situ gel-forming AP-57 peptide delivery system for cutaneous wound healing[J]. International journal of pharmaceutics,2015,495(1):560-571.)

(2) 负载细胞及细胞因子

组织工程已经进入了"再生医学"时代。组织工程和再生医学可用于促进愈合,并为烧伤创面重建提供模板。使用干细胞替代或修复严重受损的组织以及干细胞技术和生物材料工程的结合是开发治疗烧伤的新敷料的关键。角质形成细胞对伤口愈合至关重要。细胞因子激活导致角化细胞迁移,从而导致血管网络的闭合和恢复。因此,含有角质形成细胞的水凝胶敷料可能是临床可行的烧伤治疗方案。成体干细胞的应用是治疗严重烧伤的一大进步。添加到水凝胶中的骨髓干细胞可以促进烧伤伤口的愈合,因为它们可以转化为各种类型的皮肤细胞。

创面愈合是一个涉及多种细胞和细胞因子的复杂过程,这些活性因子通过不同的通路在创面修复中发挥重要作用,但如何在保持外源细胞及各种细胞因子活性的前提下大幅增加其在创面的维持时间一直是个难题,而水凝胶的可控性缓释是解决此问题的方法之一。在三维环境下,脂肪源性干细胞内缺氧基因表达上调,增强旁分泌和自分泌效应,促进血管新生和组织的再生。

Xu Hongjie 等人构建功能性可注射温敏性壳聚糖水凝胶包裹人脐带间充质干细胞,结果显示可明显促进微循环、组织重塑、再上皮化和毛囊再生,抑制创面过度炎症,增加胶原沉积和角质形成标志物 K1 的表达,加速创面闭合(图 2-3-5)。

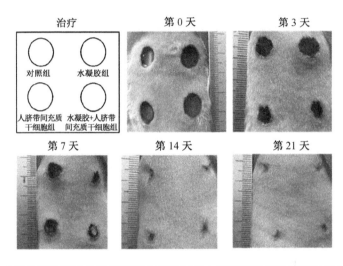

图 2-3-5 功能性可注射温敏性壳聚糖水凝胶包裹人脐带间充质干细胞加速小鼠创面闭合

(图源:Xu H J, Huang S H, Wang J J, et al. Enhanced cutaneous wound healing by functional injectable thermo-sensitive chitosan-based hydrogel encapsulated human umbilical cord-mesenchymal stem cells[J]. International journal of biological macromolecules,2019,137:433-441.)

2014 年,天津医科大学的科研人员从耐寒兰花和大鼠间充质干细胞(MSCs)中提取多糖,用于制备水凝胶。在治疗大鼠眼睑烧伤时,所制备的水凝胶可显著改善角膜上皮的恢复,减少角膜愈合后的炎症、新生血管和不透明。Alapure 将 MSCs 植入由不饱和精氨酸基聚酯酰胺和壳聚糖衍生物制成的可生物降解复合水凝胶中。复合水凝胶用于治疗小鼠三度烧伤创面时,可促进创面再生上皮化、肉芽组织形成和血管化。因此,这些含干细胞的水凝胶可以用于皮肤移植,并有助于解决移植中的一些困难。

针对创面瘢痕的形成,增强对胶原沉积、成纤维细胞的增生与凋亡的调节能力十分重要。Huang 等人在糖尿病小鼠皮肤创伤模型中利用酸性明胶水凝胶微球控释碱性成纤维细胞生长因子,结果表明能促进创面愈合,诱导肌成纤维细胞/成纤维细胞凋亡。Li 等人合成人发角蛋白偶联胰岛素水凝胶,能明显抑制创面愈合后成纤维细胞的增生,预防瘢痕形成。Zhang 等人发现负载前列腺素 E2 的壳聚糖水凝胶延长了其与细胞接触的时间,维持了细胞因子的结构稳定性和活性,使前列腺素 E2 有效参与皮肤组织修复与再生的生理过程,并抑制瘢痕增生(图 2-3-6)。

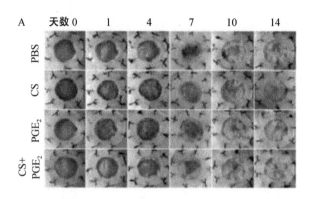

图 2-3-6　负载前列腺素 E2 的壳聚糖水凝胶抑制瘢痕增生

(图源:Zhang S Q, Liu Y Y, Zhang X, et al. Prostaglandin E2 hydrogel improves cutaneous wound healing via M2 macrophages polarization[J]. Theranostics,2018,8(19):5348-5361.)

一种特制的热敏水凝胶,由人脐带间充质干细胞条件培养基、壳聚糖、胶原蛋白和甘油磷酸盐组成。该水凝胶可缩短三度烧伤创面愈合时间,促进肉芽组织再生,抑制瘢痕组织增殖。来自毛囊的干细胞也被加入可以在人类烧伤伤口上生成分层表皮的产品中,用毛囊干细胞进行表皮皮肤移植的研究正在开发进行中。脂肪干细胞通过分泌生长因子,产生表皮、真皮和皮下层,加速再上皮化,促进宿主细胞的旁分泌激活。通常,废弃的人体脂肪干细胞可以从组织中分离出来,产生三层血管化结构。研究人员制备了一种含有聚糖微球的聚乙二醇化纤维蛋白水凝胶,并将脂肪干细胞植入该水凝胶中,该水凝胶可减少大鼠背部接触烧伤的铜绿假单胞菌模型的感染,并促进血管生成和改善基质重塑。综上,将干细胞或皮肤细胞在体外培养、扩增并移植到受损皮肤组织是促进修复的一个重要举措。水凝胶支架为加强细胞的活性及黏附、增殖和迁移能力提供了理想的仿生皮肤微环境,为促进皮肤创伤的快速愈合奠定了基础。

(3) 负载动植物提取物

使用植物和动物来源药物治疗皮肤创伤的历史比较悠久。这些成分具有活血化瘀、敛口止血、祛腐生肌、消肿止痛、杀菌抑菌等疗效,提高了创口修复过程的效率。水凝胶作为药物的缓释和储存绷带载体,是未来创伤敷料的发展主流。

SH Ahmed 等人利用冻融技术制备负载积雪草苷的聚乙烯醇/聚乙二醇水凝胶,结果表明该水凝胶制剂促进创面愈合的速度比市售乳膏快 15%,比未经处理的创面快 40% 以上,能促使成纤维细胞增殖和胶原合成,且生物相容性与安全性均可靠。在临床应用上,强大的吸水保湿性使得水凝胶能承受一定压力而减少水分的丢失。王俊杰等人将白芨多糖制备的水凝胶作为天然高分子支架材料并负载当归提取物,结果显示对 100 例压疮患者的治疗有效率可达 93%,其中四肢、外踝、足跟等部位的治疗有效率达 100%。

经水凝胶缓释的提取物成分在烧伤、烫伤和糖尿病溃疡治疗中的应用广泛。例如唇形科植物种子中的百里酚成分有较强的抗菌、抗炎功效,Jiji 等人研制的百里酚细菌纤维素水凝胶可用作天然烧伤敷料,为受损组织的修复提供理想的覆盖、保护和修复条件。有研究报道,姜黄素纳米颗粒/水凝胶复合材料能解决姜黄素的低溶解度和低渗透性问题,有效提高了烧伤创面闭合率,可促进肉芽组织形成及血管内皮生长因子和水通道蛋白-3 的表达,另有动物实验证实了这种姜黄素纳米颗粒复合凝胶能够加速糖尿病创面的修复。

因此,负载动植物提取物的水凝胶在皮肤创面治疗中具有很大的应用潜力。

3. 壳聚糖简介

甲壳质(Chitin)(图 2-3-7)又被称为几丁质,是一种从虾、蟹、鱿鱼等水生生物的甲壳中提取的多糖类物质,在医药、工业等领域具有广泛的应用。壳聚糖是甲壳质在热碱条件下脱乙酰基得到的一类非常重要的衍生物(脱乙酰度通常在55%以上),近年来它在生物医学工程领域得到了广泛的应用。壳聚糖是由 β-(1,4)-糖苷键连接的 N-乙酰基葡萄糖胺和 N-葡萄糖胺单元的共聚物(图2-3-8),是一种天然阳离子多糖。

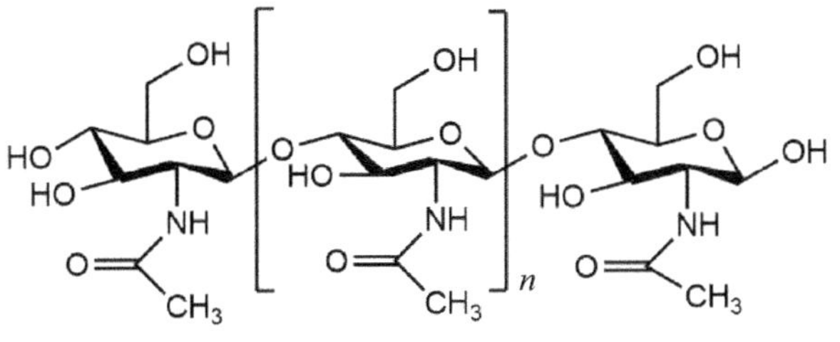

图 2-3-7　甲壳质($C_8H_{13}O_5N$)$_n$ 的分子式示意图

壳聚糖具有良好的生物相容性、生物降解性、无毒性和黏膜黏附性,其—OH

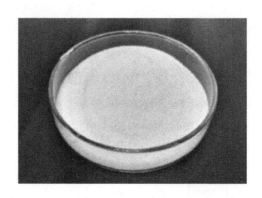

图 2-3-8　壳聚糖分子式示意图

和—NH₂基团也为壳聚糖提供了多种改性的可能，因此它是理想的医用材料基质及药物缓释载体。除此之外，它还具有杀菌、抗菌、抗癌和抗病毒等药理作用，包括诱导红细胞聚集、促进血小板活化和激活补体系统的能力。壳聚糖可以被制备成电纺丝、支架、纳米/微米颗粒、胶束、水凝胶等多种形状，用作神经支架、骨组织工程材料、药物缓释载体、基因载体、医用伤口敷料等。

　　本实验中，利用壳聚糖的氨基与戊二醛发生化学反应的特性，在水溶液环境下交联壳聚糖得到壳聚糖水凝胶。该水凝胶具有抗菌性、低毒性和高含水量的三维网络结构，可以模拟细胞外基质，为细胞提供良好的生存条件，是一种有重要研究价值的组织工程材料。图 2-3-9 为实验室自制的壳聚糖。本实验参考了章节末参考文献[1]～[7]进行实验设计。

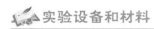

图 2-3-9　实验室自制的壳聚糖

实验设备和材料

　　1. 壳聚糖、25%戊二醛水溶液、醋酸、85%乙醇、大鼠/小鼠成纤维细胞、PBS缓冲液、胰蛋白酶、胎牛血清、细胞培养基。

2. 磁力搅拌器、离心机、细胞培养箱、光学显微镜。

实验步骤

1. 壳聚糖水凝胶的制备

（1）量取 20 mL 2％的醋酸溶液，向其中加入 600 mg 壳聚糖粉末，搅拌至完全溶解，得到浓度为 3％的壳聚糖溶液。

（2）向 3％壳聚糖中加入 8 mL 25％戊二醛水溶液，50 ℃恒温搅拌 1 h。

（3）快速吸取上述反应溶液，加入 24 孔板的 2～3 个孔中，液面高度约为孔深度的 80％。将 24 孔板 4 ℃下保存 2 h，取出已经凝固的柱状壳聚糖水凝胶。

2. 壳聚糖水凝胶上成纤维细胞的培养

（1）手动切取厚度约 2 mm 的壳聚糖水凝胶圆形薄片，用 85％乙醇反复清洗后放入 6 孔板中，置于超净台紫外灯下杀菌 3 h。

（2）从 CO_2 培养箱中拿出提前培养好的成纤维细胞，倒置显微镜下观察细胞生长状况，若大多数细胞已贴壁生长、少许悬浮时，说明细胞生长状况良好。

（3）倒掉培养液，用 PBS 冲洗两遍，注入适量 0.25％的胰蛋白酶溶液，将培养瓶放入培养箱中等待 2 min 后取出，倒置显微镜下观察细胞形态，当细胞变圆并流动时加入含血清的培养基终止消化，用移液枪轻轻吹打成单细胞悬液。

（4）将单细胞悬液置于离心管中，1 000 r/min 离心 10 min，弃去上清液，用含血清的细胞培养基重悬，计数后调整至合适的浓度，分别向 6 孔板中含有壳聚糖水凝胶薄片和空白的孔中加入相同数量的细胞。完成上述操作后将 6 孔板放回含 CO_2（浓度为 5％）、37 ℃的细胞培养箱中。

（5）48 h 后，在光学显微镜下观察细胞的形态和生长状况。

注意事项

1. 各溶液浓度需准确配制。
2. 离心时应注意对称放置离心管，保持平衡。

参考文献

［1］附怡清,杨婷,杨倩玉,等.全物理交联三重互穿网络水凝胶的制备与性能[J].高分子材料科学与工程,2021,37(3):157-167.

［2］王品,崔英德,尹国强,等.蛋白基水凝胶及其应用[J].化工进展,2009,28(12):2169-

2172,2179.

［3］ Homann H H, Rosbach O, Moll W, et al. A liposome hydrogel with polyvinyl-pyrrolidone iodine in the local treatment of partial-thickness burn wounds［J］. Annals of plastic surgery, 2007, 59(4): 423-427.

［4］ Li X L, Fan R R, Tong A P, et al. In situ gel-forming AP-57 peptide delivery system for cutaneous wound healing［J］. International journal of pharmaceutics, 2015, 495(1): 560-571.

［5］ Xu H J, Huang S H, Wang J J, et al. Enhanced cutaneous wound healing by functional injectable thermo-sensitive chitosan-based hydrogel encapsulated human umbilical cord-mesenchymal stem cells［J］. International journal of biological macromolecules, 2019, 137: 433-441.

［6］ Zhang S Q, Liu Y Y, Zhang X, et al. Prostaglandin E2 hydrogel improves cutaneous wound healing via M2 macrophages polarization［J］. Theranostics, 2018, 8(19): 5348-5361.

［7］ Li J, Li L, Lv Y, et al. The construction of the novel magnetic prodrug $Fe_3O_4@DOX$ and its antagonistic effects on hepatocarcinoma with low toxicity［J］. RSC advances, 2020, 10(48): 28965-28974.

［8］ Song F, Zhang L M. Enzyme-catalyzed formation and structure characteristics of a protein-based hydrogel［J］. The Journal of Physical Chemistry B, 2008, 112(44): 13749-13755.

［9］ Masood N, Ahmed R, Tariq M, et al. Silver nanoparticle impregnated chitosan-PEG hydrogel enhances wound healing in diabetes induced rabbits［J］. International Journal of Pharmaceutics, 2019, 559: 23-36.

［10］ Alapure B V, Lu Y, He M Y, et al. Accelerate healing of severe burn wounds by mouse bone marrow mesenchymal stem cell-seeded biodegradable hydrogel scaffold synthesized from arginine-based poly(ester amide) and chitosan［J］. Stem Cells and Development, 2018, 27(23): 1605-1620.

［11］ Huang C Y, Orbay H, Tobita M, et al. Proapoptotic effect of control-released basic fibroblast growth factor on skin wound healing in a diabetic mouse model［J］. Wound Repair and Regeneration: Official Publication of the Wound Healing Society ［and］ the European Tissue Repair Society, 2016, 24(1): 65-74.

［12］ Li W F, Gao F Y, Kan J L, et al. Synthesis and fabrication of a keratin-conjugated insulin hydrogel for the enhancement of wound healing ［J］. Colloids and Surfaces B, Biointerfaces, 2019, 175: 436-444.

［13］ Zhang S Q, Liu Y Y, Zhang X, et al. Prostaglandin E_2 hydrogel improves cutaneous wound healing via M2 macrophages polarization[J]. Theranostics，2018，8(19)：5348-5361.

[14] Ahmed A S，Taher M，Mandal U K，et al. Pharmacological properties of *Centella asiatica* hydrogel in accelerating wound healing in rabbits [J]. BMC Complementary and Alternative Medicine，2019，19(1)：213.

[15] 王俊杰，王刚，益伟清，等. 白及水凝胶敷料应用于ⅠⅡ期压疮的效果评价[J]. 中国药物与临床，2019，19(3)：514-515.

[16] Jiji S，Udhayakumar S，Rose C，et al. Thymol enriched bacterial cellulose hydrogel as effective material for third degree burn wound repair [J]. International Journal of Biological Macromolecules，2019，122：452-460.

实验四　PEG 包覆的四氧化三铁纳米粒子的合成及其在负载阿霉素方面的应用

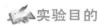

实验目的

1. 掌握 Fe_3O_4@PEG 纳米粒子的制备方法。
2. 了解纳米粒子靶向肿瘤的原理。
3. 熟练掌握细胞毒性实验的流程。

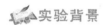

实验背景

1. 癌症现状与治疗

癌症是全球最大的健康杀手,据统计,2020 年有 1 930 万新增癌症病例和近 1 000 万癌症死亡病例。这对家庭、社会和经济都具有较大的影响。到 2030 年,全球估计将有 1 200 万人死于癌症。尽管过去 50 年来在癌症治疗方面取得了相当大的进展,但它仍然是一个巨大的健康问题。因此,提高癌症诊断、监测和治疗效果是一个持续的挑战。目前用于治疗癌症的方法有放射疗法、化疗和手术。虽然这些传统疗法已经使用了几十年,但它们也有缺点和副作用。例如,肿瘤的外科切除大多局限于大的、可切除的、可接近的肿瘤。化疗药物只针对快速分裂的细胞,这意味着它们不仅能杀死癌细胞,还能杀死骨髓细胞等正常细胞。化疗可能导致严重的副作用,如脱发、神经损伤、恶心和不孕。射线治疗,如 γ 射线,会不可避免地导致健康组织沿辐射路径恶化。考虑到目前治疗的局限性,为改进癌症治疗方法,通过特异性靶向肿瘤细胞,避免杀伤健康组织是至关重要的。

癌症是由原癌基因激活、抑癌基因失活导致的,癌细胞可能直接蔓延到癌变周围部位或者是经由淋巴、血液转移至机体的其他部位继续生长,即为癌症的转移,多见于癌症的中晚期,其机制如图 2-4-1 所示。

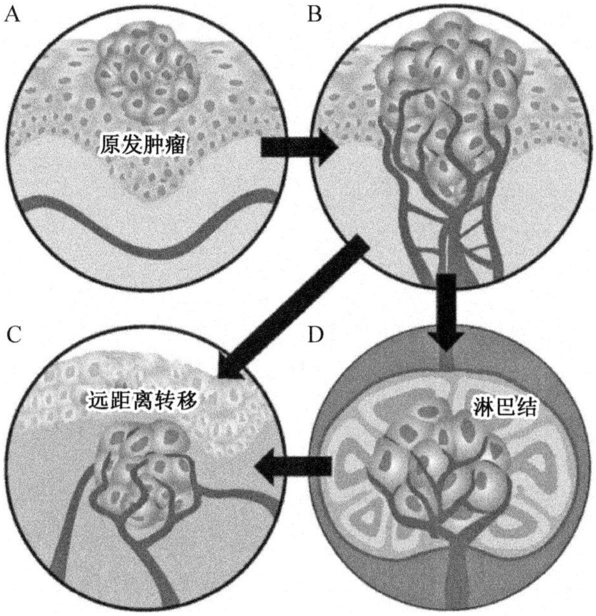

图 2-4-1　癌症转移机制图

(图源：Bielenberg D R, Zetter B R. The Contribution of Angiogenesis to the Process of Metastasis[J]. Cancer Journal, 2015, 21(4):267-273.)

　　化学疗法是使用化学物质对癌细胞产生毒性来治疗肿瘤的,即使用抗癌小分子药物,包括紫杉醇(PTX)、阿霉素(DOX)等,以防止癌细胞增殖、转移等。这是一种全身治疗,抑制了细胞 DNA 复制或染色体分离,破坏细胞分裂机制,从而阻止癌细胞生长。

　　紫杉醇、阿霉素、表阿霉素等都是目前治疗癌症的主要化疗药物,其中阿霉素是目前治疗癌症的重要药物,阿霉素的结构如图 2-4-2 所示。阿霉素属于蒽醌类抗生素,对各种生长周期的癌细胞都有杀死作用,无特异性,且是疏水结构,大量实验表明 DOX 对淋巴癌、肝癌、甲状腺癌、食道癌都有很好的疗效,但是同时裸 DOX 对肾脏、肝脏和心脏也具有伤害,正是由于阿霉素对正常组织器官的损伤限制了它的使用。

　　DOX 的副作用是由其非选择性和多药耐药性(Multidrug Resistance, MDR)效应引起的,具体来说是因为目前临床应用中阿霉素主要通过静脉注射给药,但是 DOX 无特异性选择,所以在使用过程中药物会分布在全身,无法在癌变组织中

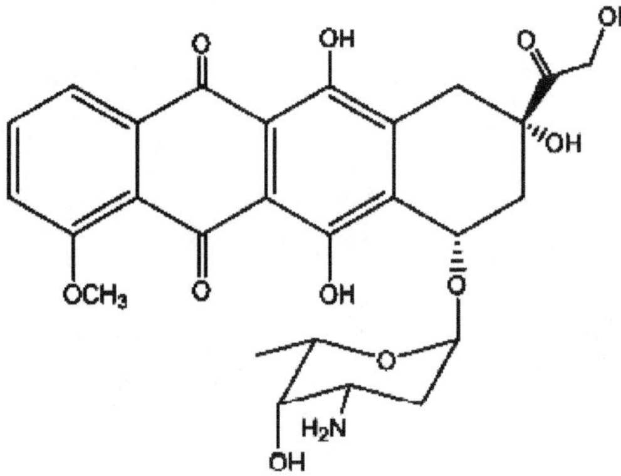

图 2-4-2　阿霉素的结构示意图

富集,到达癌细胞的药物会大大降低,从而影响药效。为了增强药效就需要增大剂量,但剂量的增大会使得癌细胞产生多耐药性,还会对正常细胞产生严重的毒副作用。这些方面都限制了 DOX 的应用。因此,使抗癌药物靶向到达肿瘤细胞是克服 DOX 缺陷、提高治疗效率的方法,也是现在化疗亟待解决的问题。近年来,随着纳米技术的发展,将纳米材料作为化疗药物的载体将降低化疗对人体的危害,并且改善治疗效果。许多研究人员优化了纳米载体,增加了纳米粒子的生物相容性和载药性,使纳米载体能够在临床环境中更好地应用。

2. 药物靶向机制

(1) 被动靶向

被动靶向是利用增强渗透和保留效应(EPR 效应)(图 2-4-3)来实现药物的输送,EPR 效应几乎存在于所有的肿瘤细胞中,除了低血管肿瘤如前列腺癌或膜腺癌。EPR 效应主要是由于肿瘤组织的血管结构与正常组织不同所致。正常血管组织结构完整,内皮间隙比较致密;肿瘤的形状不规则、血管扩张,血管内皮的间隙比较疏松,同时由于肿瘤的淋巴回流受阻,从而使肿瘤组织中的大分子药物会停留较长时间。由于肿瘤组织的这种特性,当纳米粒子小于 200 nm 时,EPR效应就会增加,从而导致纳米载体在肿瘤或炎性组织中累积。如果纳米载体能够避免免疫系统的识别,并且能够长时间在体内循环,那么 EPR 的效果就会发挥得更好。肿瘤的血管尺寸大约为 400 nm,因此纳米载体的尺寸不能超过 400 nm,同时也不能小于 10 nm,防止纳米载体被肾脏净化。

Desai 等人研究表明,降低纳米载体的尺寸、对纳米载体进行修饰可以提高药物的疗效,没有进行表面修饰的纳米载体在体内循环过程中会更容易被吞噬从而

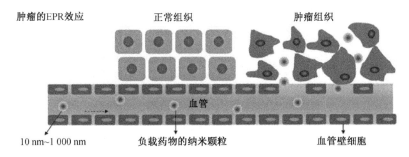

图 2-4-3　肿瘤的 EPR 效应示意图

（图源：蒋泷玉. 肿瘤的高渗透长滞留效应探析[J]. 现代商贸工业,2019,40(5):73-75.）

被清除,无法到达药物靶向释放部位。

（2）主动靶向

主动靶向是对载体进行修饰,使其能够将药物定向运输至靶向部位,到达靶向部位后,药物通过渗透作用进入细胞内发挥药效。主动运输主要是依靠肿瘤细胞或者血管中过度表达的受体作为靶向配体,从而能够避免被吞噬细胞识别,然后将药物送至靶向部位。主动靶向可以分为两种,一种是肿瘤细胞靶向,另一种是肿瘤内皮靶向。肿瘤细胞的主动靶向中常用的配体是叶酸、参与铁的运输和代谢的转铁蛋白,以及由 53 个氨基酸组成的表皮生长因子。

（3）物理化学靶向

物理化学靶向是利用特定的物理化学信号,引导纳米载体靶向进入体内特定部位。有了特异性信号,药物载体可以集中释放在病灶部位,这样就可以大幅度增加生物利用度,减轻药物对人体的副作用。根据物理化学靶向还可以设计不同类型的纳米载体,如 pH 响应型、温度响应型、光触发型、氧化还原型、酶敏感型和磁性靶向型。

3. 磁性纳米粒子及其应用

（1）磁性纳米粒子简介

近年来,纳米技术已经被应用于各个领域,包括化学、生物学和药学等。在纳米材料领域,磁性纳米颗粒具有良好的超顺磁特性,受到研究人员的广泛关注,使其在生物医学方面的应用范围不断扩大,如细胞筛选、催化、磁共振成像（MRI）和药物输送等领域。磁性纳米颗粒（MNPs）是基于铁、钴、镍或金属氧化物等组成的磁性物质,磁性理论可以说是相当复杂的,不同的金属及其氧化物表现出不同的磁性,并且以不同的方式响应磁力。图 2-4-4 为负载 DOX 的 Fe_3O_4 纳米粒子电镜图。

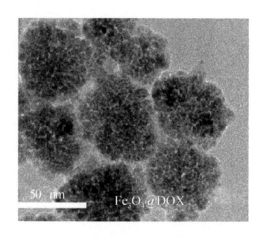

图 2-4-4　负载 DOX 的 Fe_3O_4 纳米粒子电镜图

（图源：Li J，Li L，Lv Y，et al. The construction of the novel magnetic prodrug Fe_3O_4@DOX and its antagonistic effects on hepatocarcinoma with low toxicity[J]. RSC advances，2020，10(48):28965-28974.）

MNPs 是目前研究最广泛的纳米材料之一，因为它们在各个研究领域都有潜在的用途。利用 MNPs 靶向人体内肿瘤细胞治疗癌症的概念最早是在 20 世纪 70 年代末提出的。MNPs 可以用来加热肿瘤而达到治疗的目的，这是因为肿瘤细胞对温度的升高比健康细胞更敏感。通过让 MNPs 进入肿瘤，然后在交变磁场作用下释放能量，破坏癌细胞的结构。这些磁性纳米材料被分为五种主要类型：铁磁性（如钴、镍、铁）、顺磁性（如镁、锂、钽、钇）、抗磁性（如银、铜、金和大多数已知元素）、反铁磁性（如 CoO、MnO、$CuCl_2$、NiO）和亚铁磁性（如 Fe_2O_3、Fe_3O_4）。

MNPs 的化学和物理特性在很大程度上取决于它们的大小、形状、晶体结构和化学成分。此外，MNPs 具有特殊的磁性，如低居里温度、超顺磁性和较大的磁化率。磁化率是磁化强度与应用磁场强度的比率，它表明了纳米粒子被磁场吸引或排斥的强度。

关于 MNPs，基本的想法是将传统的抗癌药物附着在小磁球上，然后再将它们注射到人体内。一旦被注射到血液中，强大的外部磁场就会在肿瘤组织中聚集载药的纳米颗粒。通过这种方法，药物有效载荷将大大增加。因此，与化疗药物系统性分布相关的不良副作用，如脱发、恶心和免疫系统减弱，将得到预防。尽管纳米医学还没有完全用于临床，但它已经从这些最初的概念中取得了巨大的进步，并正在以惊人的速度发展。

（2）PEG 与 Fe_3O_4 简介

聚乙二醇（PEG）是一种有良好生物相容性的长链分子聚合物，常用于纳米粒子的表面修饰。由于其独特的性质,如两亲性、无毒和非免疫原性,已被临床用作食品中的赋形剂和药物配方。PEG 的吸附可能不仅是聚合物亲水链靠近阳离子的结果,而且可能是阳离子与氧原子孤电子对相互作用的结果。PEG 被磁性纳米颗粒吸附在表面,可以延长纳米粒子在血液中的循环时间。因此,在癌症治疗中,用 PEG 修饰磁性纳米颗粒可以抵抗蛋白质的吸附,从而避免巨噬细胞对它的识别,同时促进纳米颗粒的吸收以靶向癌细胞。通过简单的一锅溶剂热方法制备的 PEG 化的 Fe_3O_4 由于表面 PEG 分子的成功包覆,这些纳米粒子在生理条件下表现出优异的分散性和溶解性,基于噻唑蓝(MTT)分析的细胞毒性表明这些纳米颗粒对海拉(Hela)细胞和 C6 细胞具有较高的生物相容性和较低的毒性,表明 $PEG-Fe_3O_4$ 对癌细胞的光热疗法是有前景的。总的来说,PEG 对纳米颗粒进行包封,提高了磁性纳米颗粒的分散性、生物相容性和化学稳定性。

近十年来,磁性材料因其独特的应用受到广泛关注,如药物传递和生物传感、组织修复、生物解毒和磁共振成像等。在磁性纳米粒子中,Fe_3O_4 和 $\gamma-Fe_2O_3$ 具有生物相容性、特殊磁性和低毒性等优点,在生物应用上优于其他磁性纳米粒子。然而,如果磁性纳米粒子在使用前没有经过特殊的生物处理,则可能会给人体带来毒害作用。例如,一旦铁离子参与了活性氧(ROS)的生成,它们就会对 DNA、蛋白质或脂质分子造成直接损伤。因此,人们通常使用一些表面活性剂或生物相容性聚合物分子[如双(2-乙基己基)磺基琥珀酸钠、葡聚糖等]对磁性纳米粒子进行修饰,以提高其在生理介质中的胶体稳定性,同时降低毒性。其中,聚乙二醇(PEG)是一种很受欢迎的聚合物,因为它的长聚合链在水中高度溶解,在血液中无毒。利用水热法将具有 COOH-PEG-COOH 结构的 $FePt-Fe_3O_4$ 纳米颗粒聚乙二醇化,并将其用作递送载体,该复合纳米材料负载 DOX 高达 90%,实验模拟了在细胞环境中 pH 响应性药物释放,实验表明该纳米颗粒没有显示出明显的细胞毒性,但是在用 DOX 负载后,表现出很好的细胞毒性。这些研究表明磁性纳米粒子对癌症治疗有良好的效果。

然而,迄今为止,几乎所有经 PEG 修饰的磁性 Fe_3O_4 纳米颗粒(PEG-Fe_3O_4)都是通过溶胶-凝胶、胶体、热解反应或水热法制备的,通常需要严格的大气条件或较高的温度。因此,以简单的方法合成 PEG-Fe_3O_4 纳米粒子对促进其应用具有重要意义。PEG 的修饰使磁性纳米粒子的壳层带上负电荷,而盐酸阿霉素为弱酸性药物,在酸性条件下,通常带正电荷,通过电荷吸附,从而能使盐酸阿霉素负载在 Fe_3O_4 磁性纳米粒子上。本实验采用共沉淀方法制备 Fe_3O_4 磁性纳米粒子,同时合成了载药体系 Fe_3O_4@PEG-DOX,并对其细胞毒性进行测试。本实验参考了章节末参考文献[1]~[3]进行实验设计。

实验设备和材料

1. $FeCl_3 \cdot 6H_2O$、$FeCl_2 \cdot 4H_2O$、柠檬酸(CA)、1-乙基-(3-二甲基氨基丙基)碳酰二亚胺盐酸盐(EDCI)、4-二甲氨基吡啶(DMAP)、二甲基亚砜(DMSO)、水合肼、氨水、COOH-PEG-COOH($M_w = 5\,000$ Da)、阿霉素、肝细胞(HL-7702)、肝癌细胞(HepG2)、胎牛血清培养基、胰酶、3-(4,5-二甲基-2-噻唑)-2,5-二苯基四氮唑溴盐(MTT)等。

2. X 粉末衍射仪、热重分析仪、马尔文激光粒度仪、傅里叶变换红外光谱仪、扫描电子显微镜、紫外分光光度计、CO_2 细胞培养箱、离心机、酶标仪、显微镜。

实验步骤

1. 共沉淀方法制备 Fe_3O_4 磁性纳米粒子

(1) 将 288.1 mg 的 $FeCl_3 \cdot 6H_2O$ 和 104.6 mg 的 $FeCl_2 \cdot 4H_2O$ 溶于 10 mL 蒸馏水中,再将其加入含有 2 mL 氨水、5 mL 水合肼的 50 mL 去离子水溶液中,在温度 90 ℃下机械搅拌 30 min,加入由 400 mg 柠檬酸和 10 mL 去离子水组成的混合溶液中,继续搅拌 1.5 h 后放置到室温。

(2) 用磁铁进行分离,磁性纳米粒子用去离子水洗涤 3 次,放入真空干燥箱中干燥,得到用柠檬酸改性的 Fe_3O_4 粒子。

对于纯 Fe_3O_4 NPs(Fe_3O_4 磁性纳米粒子),$FeCl_2 \cdot 4H_2O$ 和 $FeCl_3 \cdot 6H_2O$ 先以物质的量之比 1∶2 溶解在去离子水中。将得到的暗橙色溶液搅拌 5 min,然后在 60 ℃下,向上述溶液中滴加 25% 的 $NH_3 \cdot H_2O$ 溶液。反应 40 min 后,溶液的颜色由暗橙色变为黑色,表明 Fe_3O_4 NPs 已形成。冷却至室温后,用磁选法分离纯化 Fe_3O_4 NPs,用去离子水和乙醇洗涤多次,使其无残留盐,然后在 60 ℃真空干燥 24 h。在开放烧杯中生长的样品命名为 O-Fe_3O_4,另一种生长在密封烧杯中的命名为 S-Fe_3O_4。对于 PEG-Fe_3O_4 NPs,将 $FeCl_2 \cdot 4H_2O$ 和 $FeCl_3 \cdot 6H_2O$ 按物质的量之比 1∶2 与 30 mL 去离子水混合。然后分别加入不同相对分子质量的 PEG(PEG400、PEG1000 和 PEG2000),形成稳定的橙色溶液。我们还尝试添加不同数量(4 g、8 g、10 g)的 PEG1000 来制备 Fe_3O_4 NPs。其他实验条件均与纯 Fe_3O_4 NPs 相同。在开放烧杯中生长的 PEG-Fe_3O_4 NPs 命名为 O-

PEG-Fe_3O_4，另一种生长在密封烧杯中的命名为 S-PEG-Fe_3O_4。

2. Fe_3O_4@PEG 磁性纳米粒子载体的合成

（1）将 25.3 mg Fe_3O_4 纳米粒子悬浮于 20 mL 去离子水中，再分别称取 5.6 mg 双羧基聚乙二醇（COOH-PEG-COOH）、11.9 mg 4-二甲氨基吡啶、11.0 mg EDCI，加入上述混合体系中，常温下搅拌 24 h，静置后移出上清液。

（2）下层物质用去离子水洗涤 3 次，在真空干燥箱中干燥，得到双羧基聚乙二醇修饰的 Fe_3O_4 粒子。

3. 载药体系 Fe_3O_4@PEG-DOX 的制备

取 15.0 mg 制备的 Fe_3O_4@PEG 纳米粒子溶解在 10 mL 去离子水中，然后加入 5.0 mg DOX 在室温下避光搅拌 48 h。然后通过磁铁收集磁性粒子，用去离子水洗涤 3 次，真空干燥箱烘干，收集上清液，用紫外分光光度计测量吸光度并计算出载药率。

4. 细胞毒性测试

（1）将生长状态良好的 HepG2 细胞与 HL-7702 细胞用胰酶消化后，取均匀分散的细胞悬液计数，调整细胞的浓度，以每孔 10×10^3 个细胞的密度接种到 96 孔板内培养 24 h，将不同浓度梯度的 DOX、Fe_3O_4@PEG-DOX、Fe_3O_4@PEG 置于孔内，放在培养箱中培养 24 h。

（2）倒出培养基后往每孔中加入 10 μL MTT、90 μL 培养基继续培养 4 h，倒出培养基后向每孔加入 200 μL DMSO，将其置于摇床摇晃 15 min，置于酶标仪下测量 546 nm 处每孔吸光度（OD）。

（3）计算公式：

$$细胞存活率 = \frac{实验组\ OD - 空白组\ OD}{对照组\ OD - 空白组\ OD} \times 100\%$$

参考文献

［1］代引海,邱春丽,王茂,等.四氧化三铁-阿霉素纳米复合物对小鼠乳腺癌的靶向治疗效果［J］.中国细胞生物学学报,2018,40(11):1832-1838.

［2］李洁,纪建松,杜永忠,等.一种阿霉素与四氧化三铁纳米粒共载微球及制备方法：CN111450267A［P］.2020-07-28.

［3］贾尚宁,常娟娟,李宁波,等.核壳结构磁性纳米复合物的合成及载药性能［J］.化工学报,2018,69(S1):170-175.

［4］Desai M P, Labhasetwar V, Amidon G L, et al. Gastrointestinal uptake of biodegradable microparticles: Effect of particle size［J］. Pharmaceutical Research, 1996, 13(12): 1838-1845.

实验五　固体脂质纳米粒肠溶胶囊的制备及其在增强药物口服吸收方面的应用

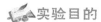实验目的

1. 掌握荧光标记固体脂质纳米粒的制备方法。
2. 掌握测定荧光标记固体脂质纳米粒包封率的分析方法。
3. 掌握细胞摄取实验方法。

实验背景

　　固体脂质纳米粒(SLN)(图2-5-1、图2-5-2)是以固态天然或合成的类脂如卵磷脂、单硬脂酸甘油酯等为载体,将药物包裹或夹嵌于类脂核中制成粒径在10～1 000 nm之间的固体胶粒给药系统,是20世纪90年代初发展起来的一种可替代乳剂、脂质体和聚合物纳米粒的新型胶体给药系统。该系统是一个动态的、多样化的、适应性强的给药系统,提高了药物的稳定性,同时增大了控制药物随时间从基质释放的潜力。此外,在SLN中包装药物有助于在药物到达靶点之前抵抗蛋白水解降解。

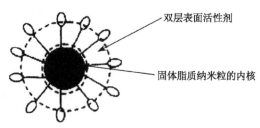

图2-5-1　固体脂质纳米粒的结构模型

(图源:李欣玮,孙立新,林晓宏,等.固体脂质纳米粒作为药物载体[J].化学进展,2007,19(1):87-92.)

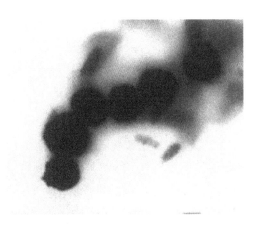

图 2-5-2　固体脂质纳米粒的透射电镜照片

（图源：李欣玮,孙立新,林晓宏,等.固体脂质纳米粒作为药物载体[J].化学进展,2007,19(1):87-92.）

　　研究人员一致认为,脂质是极好的药物输送载体,因为脂质具有增强胃肠道溶解和淋巴系统对生物可利用性较差的药物成分吸收的固有能力。作为水包油（O/W）乳剂的肠外营养替代品,SLN 是一种新型的潜在胶体转运体系统,可用于取代聚合物,替代油水乳状液中的液体脂质。此外,还可以通过改变 SLN 的特性来提高其效率。这对水溶性低的药物尤其有用。

1. SLN 的制备材料

通常制备材料按组分可以分为固体脂质和乳化剂两类。

（1）固体脂质

　　用于制备 SLN 的固体脂质材料有多种。常用的高熔点脂质为生物相容性好、可生物降解的饱和脂肪酸甘油酯、脂肪酸、混合脂质等。上述脂质材料包括以下几类：三酰甘油类如三棕榈酸甘油酯,三硬脂酸甘油酯,单硬脂酸甘油酯,二十二酸单、双、三甘油酯混合物；脂肪酸类如硬脂酸、棕榈酸等；类固醇类如胆固醇；蜡质类如鲸蜡醇十六酸酯、鲸蜡醇棕榈酸酯等。其中硬脂酸应用较多,它是机体脂肪的主要成分和能量来源,作为一种长链饱和脂肪酸,在常温下呈固态,理化性质稳定,体内有现成的降解途径,生物相容性好,是一种理想的载体材料。此外也可通过使用几种不同类型的载体材料即混合脂质来达到稳定 SLN 的目的。

（2）乳化剂

　　乳化剂的选择依赖于给药途径。对于非肠道给药的体系,乳化剂的选择受到较大限制。常用的乳化剂有以下几类：磷脂类如大豆磷脂、卵磷脂；非表面活性剂类如泊洛沙姆系列、聚山梨醇酯系列（如聚山梨酯 80）；胆酸盐类如胆酸钠、甘胆酸钠、牛黄胆酸钠、去氧牛黄胆酸钠等；短链醇类如丁醇等。其中泊洛沙姆系列可以用来修饰 SLN 表面，进而改变纳米粒的性质，是一种很有潜力的缓控释给药系统的载体。

2. SLN 的制备方法

高剪切均质法和超声法是最初用于生产固体脂质纳米分散体的分散技术。这两种方法都很普遍，也很容易操作。然而这两种方法的分散质量较差，此外，使用超声波还有可能导致金属污染。在大多数情况下，平均粒径在 100～200 nm 范围内。

高压均质化（HPH）已成为制备 SLN 的一种可靠而有力的技术。HPH 多年来一直用于生产肠外营养的纳米乳剂，与其他技术相比可用于大规模生产。高压均质器用高压推动液体通过一个几微米范围内的狭窄间隙。流体可在很短的距离内加速到很高的速度（超过 1 000 km/h），产生非常高的剪切应力和空化力将粒子破坏到亚微米范围。此方法形成的典型脂质含量在 5%～10% 的范围内，甚至可达到更高的 40% 脂质浓度。

3. SLN 作为药物载体的应用

SLN 适用于口服、静脉注射、局部给药等多种给药形式，有其特殊的优越性。

（1）作为口服给药系统的载体

SLN 可转化为传统的口服剂量形式，如颗粒、胶囊、粉末和片剂。此外，SLN 分散体可以在湿造粒等过程中代替造粒液。如果 SLN 分散剂是粉末状的，在制备后可以通过冻干和喷雾干燥直接制成片剂。为了最大限度地提高成本效益，干燥的 SLN 粉末可被包装成软明胶胶囊或转化为干粉，并在冻干后装入小袋。大量的研究表明，SLN 是口服给药胰岛素的合适载体系统。此外，SLN 的固体基质已被发现可有效地保护胰岛素免受胃肠道系统中的化学分解，同时促进胰岛素通过肠壁被吸收。近期研究表明，装载多西紫杉醇的固体脂质纳米颗粒是治疗乳腺癌和预防转移的有效药物载体。在另一项研究中，SLN 与转铁蛋白结合产生了将枸橼酸他莫昔芬运输到肿瘤细胞的巨大潜力，从而提高了乳腺癌的治疗效果。

（2）作为注射给药系统的载体

对于治疗指数值较窄、生物利用度较低的生物活性药物，特别是给昏迷患者使用的药物，注射给药方式是最有效的。注射给药受益于现代的技术进步，即药物靶向以及持续或可控的肠外药物释放。蛋白质和肽类药物更容易被酶降解，因此口服药物时需要频繁补偿。具有注射给药控制药物释放机制的 SLN 是有效的治疗策略，可避免患者依赖性增加以及频繁给药。

关于抗癌药喜树碱 SLN 在小鼠体内的药动学特性和分布。与喜树碱溶液相比,SLN 在组织中驻留时间延长,特别是在大脑、心脏和含有网状内皮细胞的组织内。其中脑部曲线下面积(AUC)和平均驻留时间(MRT)分别提高 10.4 倍和 4 倍。这可能是由于血浆蛋白吸附介导粒子黏附于血脑屏障内皮细胞,从而促进 SLN 的脑部摄取。

（3）作为靶向给药系统的载体

肺部吸入给药是一种无创给药方法,在气道疾病的局部治疗方面有许多优点。它直接到达上皮细胞,绕过一系列代谢过程,毒性低。一项关于在肺内给药阿米卡星负载 SLN 的研究表明,肺部吸入给药可提高药物在肺部的浓度,治疗雄性大鼠囊性纤维相关的肺部感染效果更好。此前的一项研究也表明,肺部吸入给药在肾脏产生的不良反应较少,药物剂量间隔比静脉给药更长。

（4）疫苗佐剂

与传统免疫佐剂相比,SLN 的优点在于其基质材料的生物可降解性和生物相容性。有数据表明,以流动注射分析法(FIA)为参比,两个未优化的 SLN 处方激发的免疫反应分别呈 43% 和 73%(以 FIA 为参照引起的免疫反应百分比)。因此,有望通过颗粒的表面修饰最大化激活免疫反应。

SLN 为多种疾病的治疗提供了巨大的潜力,它们可以替代对健康细胞有毒性风险的纳米药物输送系统。目前的研究重点是 SLN 引起的细胞毒性和炎症反应,以便开发模型,消除其在应用中的副作用。

本实验采用溶剂扩散法直接制备 SLN,同时减少表面活性剂的用量,达到控制药物释放的目的。通过将脂质纳米粒制成肠溶胶囊剂以实现脂质纳米粒在胃中不被破坏、在肠液中可以再度分散均匀以利于吸收的效果。本实验参考了章节末参考文献[1]~[6]进行实验设计。

实验设备和材料

1. 异硫氰酸荧光素(FITC)、硬脂胺(ODA)、单硬脂酸甘油酯(GMS)、卵磷脂、盐酸、无水乙醇、氯化钠、磷酸缓冲盐溶液(PBS)、肠溶胶囊壳。

2. 荧光分光光度计、流式细胞仪、精密 pH 计、高速离心机、微粒粒度及表面电位分析仪、磁力加热搅拌器、电热恒温水浴锅、CO_2 细胞培养箱。

实验步骤

1. 硬脂胺-异硫氰基荧光素的合成

精密称取硬脂胺 20 mg,溶于适量的无水乙醇溶液,加入 28 mg FITC 溶解,避光条件下机械搅拌(400 r/min)24 h,将溶液倒入适量的水中使产物絮状析出,低温离心(20 000 r/min)15 min,沉淀后用水洗涤 2 次后收集。

2. 荧光标记固体脂质纳米粒肠溶胶囊的制备

(1) 在 70 ℃水浴条件下,将 180 mg GMS、20 mg 卵磷脂和 20 mg 硬脂胺-异硫氰基荧光素溶于 20 mL 乙醇中,充分溶解形成有机相,机械搅拌(400 r/min)下将有机相迅速注入 200 mL 同温水中(有机相∶水相=1∶10),继续搅拌 5 min,得荧光标记脂质纳米粒分散液。

(2) 取出(1)中分散液于室温下冷却后加入 1 mol/mL 稀盐酸调节 pH 值至 1.2,使纳米粒絮凝,低温离心(20 000 r/min)15 min 后,收集沉淀,在室温下干燥后避光保存。

(3) 使用冻干机冻干得到冻干粉后,装入空肠溶胶囊壳中得到固体脂质纳米粒肠溶胶囊剂。

3. 荧光标记固体脂质纳米粒的表征

取固体脂质纳米粒以蒸馏水稀释至纳米粒的浓度约为 0.1 mg/mL,待体系分散均匀稳定约 20 min 后,取均匀分布的样品溶液 2 mL 左右装入样品池,盖上挡光板和样品盖,用微粒粒度及表面电位分析仪测定平均粒径和表面电位。

4. 荧光标记固体脂质纳米粒细胞摄取实验

(1) 为考查纳米载体在经过胃肠道环境后被肠上皮细胞摄取的情况,取第 2 个实验中制备的胶囊剂滴加盐酸调至 pH=2,离心去掉上清液,再加入 pH 值为 6.8 的模拟肠道溶液,经过涡旋,制成的固体脂质纳米粒分散液用无血清培养基调节,使纳米粒的终浓度为 200 μg/ mL。

(2) 将 Caco-2 细胞消化后种于 12 孔板上,待细胞密度约为 1×10^6 个/孔时,向细胞中加入上述固体脂质纳米粒分散液。将细胞置于 37 ℃、5% CO_2 细胞培养箱中孵育不同时间(0.5 h、1 h、2 h),然后移除制剂,以冰浴 PBS 缓冲液冲洗细胞 3 次。向每孔细胞中加入胰酶细胞消化液 200 μL 消化 3 min,消化完成后加入 3 倍于消化液的完全培养基,中和胰酶以停止细胞消化过程,并吹打均匀。取出吹打均匀的细胞离心(3 000 r/min,2 min),弃去上层培养基,将细胞复悬于 0.5 mL pH 值为 7.4 的 PBS 内,用流式细胞仪检测荧光强度,分析孵育不同时间下 Caco-2 细胞对固体脂质纳米粒的摄取情况。

参考文献

［1］ 孙玥,周文忠.固体脂质纳米粒理化性质对纳米粒吸附蛋白的影响［J］.中国兽药杂志,
2021,55(1):61-66.

［2］ 洪冕,张燕筠,陈冬梅,等.固体脂质纳米粒内服吸收机制及影响因素研究进展［J］.中国
兽药杂志,2021,55(2):60-66.

［3］ 李欣玮,孙立新,林晓宏,等.固体脂质纳米粒作为药物载体［J］.化学进展,2007,19(1):
87-92.

［4］ 聂朝宏,娄建石.固体脂质纳米粒的制备和研究进展［J］.高技术通讯,2003,13(5):
92-95.

［5］ 王小宁,闫梦茹,梁晓燕,等.叶酸修饰的 pH 响应型固体脂质纳米粒［J］.化工科技,2020,
28(6):19-23.

［6］ 栗达,贾颜鸿,周童,等.固体脂质纳米粒药物载体在肿瘤治疗中应用的研究进展［J］.吉
林大学学报(医学版),2020,46(1):200-204.

实验六 聚乙烯亚胺微球生物医用功能材料的制备及其在靶向释药方面的应用

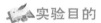 **实验目的**

1. 掌握聚乙烯亚胺微球的制备。

2. 了解质子海绵效应。

3. 了解质子海绵效应协助药物从溶酶体中逃逸的药剂学改进策略。

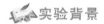 **实验背景**

1. 功能化微球的合成

功能化微球是指球形或类球形聚合物或复合聚合物颗粒,直径的分布范围在纳米级或微米级。它不仅表面积大,负载量高,几何尺寸和孔径可控,还具有生物相容性良好、表面易修饰等优点,被广泛应用于生物医学、免疫学检测、生物分离、生物催化等各个高新技术领域中。

功能化微球的合成及应用已经成为被广泛研究的一个热点。功能化微球的合成方法多种多样,目前应用比较广泛的有悬浮聚合、沉淀聚合、乳液聚合、分散聚合和分子自组装等,如表2-6-1所示。选择合适的制备方法,不仅可以得到合适、可控的微球尺寸和孔径,还可以为下一步功能化修饰奠定基础。

表2-6-1 功能化微球主要制备方法及特点

聚合方法	合成聚合物微球尺寸/μm	优缺点
悬浮聚合	50~2 000	工艺简单成熟,经济性好,但粒径分布较宽泛
沉淀聚合	0.5~10	尺寸均一,产出率低,使用溶剂毒性较大
乳液聚合	<5	尺寸均一,聚合快,但工艺稍复杂,成本高

(续表)

聚合方法	合成聚合物微球尺寸/μm	优缺点
分散聚合	0.1～10	尺寸均匀,孔径不易形成
分子自组装	范围较广	操作简单,形态多样,但作用力相对较弱

（1）悬浮聚合法

霍夫曼和德尔布吕克于 1909 年首次提出了悬浮聚合法（Suspension Polymerization），即单体在水相中以液滴形式悬浮并自由聚合的方法。在这种情况下,水作为一个连续相,单体是一个分散相,在每一个小液滴内部聚合。所制得的聚合物微球粒径大小差异大、粒径分布较宽,不易制备出单分散性较好的微球。

徐昊垠等人以苯乙烯为单体,甲苯和庚烷为致孔剂,通过对单体用量、聚合温度、搅拌速度和反应时间等优化后采用悬浮聚合制备了交联聚苯乙烯微球,微球粒径为 40 μm 左右(图 2-6-1)。

悬浮聚合由于其工艺简单成熟、经济、操作条件易控等优点,成为目前聚合物介质制备的重要手段之一。

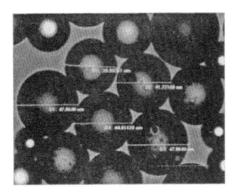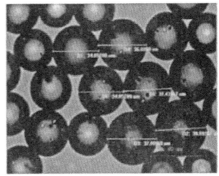

图 2-6-1 交联聚苯乙烯微球

（图源：徐昊垠,董春明.悬浮聚合制备微米级聚苯乙烯微球[J].化工生产与技术,2010,17(3):24-26.）

（2）沉淀聚合法

沉淀聚合法（Precipitation Polymerization）是将单体和引发剂加入并溶解于一种溶剂或者几种溶剂的混合物中,聚合反应结束后,制备所得的聚合物由于不溶于介质,从而产生球状高聚物的聚合方法。沉淀聚合法具有操作简单、不需要任何表面活性剂等突出优点,是制备各种类型均匀聚合物微球的有力工具。目前已经发展了几种沉淀聚合的方法,包括传统的热诱导沉淀聚合、精馏沉淀聚合、回流沉淀聚合、光诱导沉淀聚合、溶剂热沉淀聚合、自由基沉淀聚合和自稳定沉淀聚合。沉淀聚合法成为材料科学和生物医学领域最具潜力的聚合技术之一。

目前比较常用的有两种方法，即缩聚沉淀和蒸馏沉淀。其中，蒸馏沉淀聚合是在沉淀聚合基础上发展起来的，通过加热将部分溶剂蒸馏出去，单体进行聚合，体系中不需要任何添加剂和搅拌。如杨新林等人成功地在溶剂体系乙腈溶液中沉淀合成了聚合物微球，该聚合物微球为无孔结构，最后该复合微球经过叶酸分子修饰改性后用于抗癌药物阿霉素的药物缓释，取得了较好的结果（图2-6-2）。

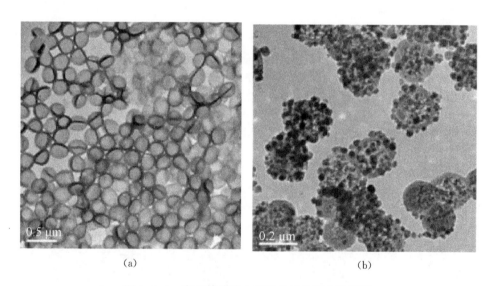

| (a) | (b) |

图2-6-2 在乙腈溶液中沉淀合成的聚合物微球

（图源：Yang X Y，Chen L，Han B，et al. Preparation of magnetite and tumor dual-targeting hollow polymer microspheres with pH-sensitivity for anticancer drug-carriers[J]. Polymer，2010，51(12)：2533-2539.）

（3）乳液聚合法

乳液聚合法（Emulsion Polymerization）是目前较为常用的制备微球的方法之一。该方法在机械搅拌的前提下，将单体和乳化剂加入水中形成稳定的乳液，然后再在引发剂的引发下进行聚合反应。一般由单体、分散介质、水溶性引发剂和乳化剂等组成。

乳液聚合动力学通常通过将聚合过程分为三个阶段来解释，每个阶段对应不同的聚合机制。第一个阶段的特征是聚合物粒子数量和反应速率的增加。在这段时间内，由于单体液滴的存在，自由基的数量增加，这保证了每个自由基的传播速率几乎恒定。终止速率在整个阶段中不断增加，当终止速率等于分解速率时，第二阶段发生。第二阶段通常由生长的微球颗粒的恒定数量和恒定的反应速率来区分。在第二阶段内的恒定速率是由于单体液滴的持续存在而没有新自由基的成核造成的。第二阶段持续到所有的单体液滴被消耗掉，剩下的单体被溶解在聚合物颗粒中。单体液滴在热力学确定的乳化失效成分下消耗，该成分可以通过单体增溶测量确定。在第三阶段中，单体液滴的消失让位于聚合物颗粒中的单体浓度降低。这个阶段的特征是总体反应速率降低，这是由于传播自由基的数量恒定，每个自由基的单体浓度都在下降。该模型充分描述了大多数乳液聚合的动力学过程，但不适用于描述微乳液聚合，因为在微乳液聚合过程中，聚合物颗粒中存在着不断的颗粒成核和单体浓度不断降低的过程。

乳液聚合法的主要优点有以下几点：聚合速度快，产品相对分子质量高；用水作分散介质，传热效果好；体系黏度低、分散体系稳定，较易控制和实现连续操作；制备所得微球分散性较好。这种方法的缺点有以下几点：聚合物分离析出过程繁杂，需加入凝聚剂或者破乳剂；反应器壁和管道易堵塞；助剂品种多、用量大，产品中残留杂质多，很难清洗干净，会影响产品的物性。

（4）分散聚合法

分散聚合法（Dispersion Polymerization）是 20 世纪 70 年代初由英国 ICI 公司最先提出的在分散剂存在下的一种乳液聚合技术法。分散聚合法的机理相当复杂。因为它是从溶液聚合开始的，所以很快就转变为非均相聚合。分散聚合过程中的主要事件是引发、成核、微球形成和成熟。所有这些都不同程度地影响了形成的微球的数目、粒径和粒径分布。该聚合方法所得聚合微球尺寸范围为 100 nm～10 μm。在乙醇反应溶剂体系内进行 RAFT（可逆加成-断裂链转移）分散聚合，可制备出纳米 PHPMA$_n$-PBzMA 嵌段共聚物，通过研究优化反应过程中单体组分、聚合物相对分子质量大小、共聚物浓度和不同溶剂（甲醇、乙醇和异丙醇），可以制备不同类型的纳米聚合物。当用聚（N-（2-羟丙基）甲基丙烯酰胺）（PHPMA）作为稳定剂时，可以制备出不同形状的纳米聚合物，如球状、蠕虫状和囊泡状（图 2-6-3）。

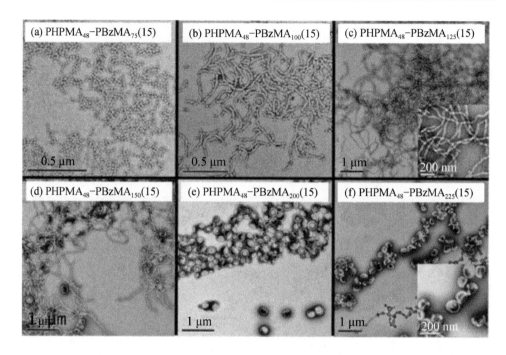

图 2-6-3　用 PHPMA 作为稳定剂制备出不同形状的纳米聚合物

（图源：Zehm D，Ratcliffe L P D，Armes S P. Synthesis of diblock copolymer nanoparticles via RAFT alcoholic dispersion polymerization：effect of block copolymer composition，molecular weight，copolymer concentration，and solvent type on the final particle morphology［J］. Macromolecules，2013，46（1）：128-139.）

（5）分子自组装法

近年来，微球、纳米球、聚合物胶束和纳米凝胶等纳米级生物可降解聚合物的自组装系统在生物医学领域引起了广泛关注。为了构建这样的自组装体系，精确控制分子间的非共价相互作用，如基于两亲分子结构的疏水相互作用，是极其重要的。

分子自组装是分子与分子之间或者分子内部某片段与另一片段产生了分子识别，然后借助于该识别作用（主要为非共价键之间的作用力）形成的顺序特定、高度组织、具有功能化特性的高分子聚集体。这种分子自组装现象在自然界也普遍存在，比如非共价作用的脂质双层、晶体生长等分子之间的识别，包括各种弱相互作用力如疏水作用力、静电作用力、范德华力、氢键作用力等。这种识别作用是自发进行的，无须外部作用力。但是自组装的进行通常需要同时具备动力和导向作用两个条件。动力主要是为分子之间的识别和组装提供所需的必备能量，并且能够保持组装体系的稳定和完整；而分子在空间上的互补性为分子之间的自组装提供了导向作用。大分子之间产生自组装可以制备成胶束状或者超分子水凝胶。

目前,还开发了超分子自组装,这是材料本身之间的协同作用组成的超分子组装体,可以是无机小分子、有机小分子、高分子或大生物分子。更深入地研究分子自组装,将极大地促进光电材料、纳米材料、高性能高分子材料和人体组织材料的发展。

此外,无皂乳液聚合法、细乳液聚合法、微乳液聚合法、反相乳液聚合法、种子溶胀聚合法和模板法等都被应用于各种功能性聚合物微球的制备中。

2. 质子海绵效应与聚乙烯亚胺

一些具有较强 pH 缓冲能力和柔性疏水长链的化合物进入内体后,可阻碍内体向溶酶体的转变,使其携载的物质有效地逃离溶酶体。这类物质具有亲内体特性,pK_a 在 5~9 之间,具体的逃逸机制目前尚未完全清楚。

其中最受关注的假说为质子海绵效应(Proton Sponge Effect),即带有阳离子的颗粒与细胞膜结合,在细胞内吞作用下进入细胞形成内吞体,内吞体与溶酶体融合。颗粒上不饱和的氨基螯合由质子泵(V-ATPase)提供的质子,质子泵持续开放,每个质子导致一个氯离子和一个水分子滞留溶酶体内,引发溶酶体肿胀破裂,颗粒释放,进入细胞质。要发生质子海绵效应,必须具备以下几个条件:核内体中聚合物浓度足够高,与膜相互作用的能力强,可能还有显著的灵活性(聚合物膨胀的能力)。

聚乙烯亚胺(Polyethyleneimine, PEI)(图 2-6-4)就是具有典型质子海绵效应的聚合物。PEI 是乙烯亚胺单体在酸性催化剂、聚合物添加剂存在条件下,经开环聚合制得的一种典型的水溶性阳离子聚合物,其相对分子质量从几百至几十万不等。PEI 就是具有典型质子海绵效应的聚合物,这一假设是基于 PEI 的化学

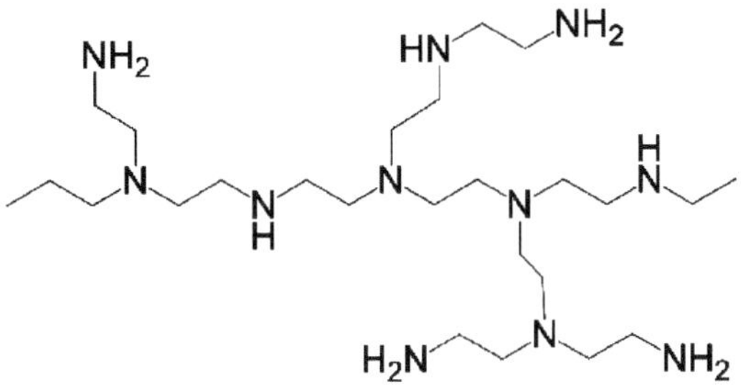

图 2-6-4　PEI 的分子式示意图

结构,它们不同于其他聚合物,如聚赖氨酸,只有一小部分氨基在生理 pH 下质子化。根据 PEI 的 pK_a 曲线,它们在几乎整个 pH 范围内表现出相当大的缓冲能力。

每个 PEI 单体都含有两个 C 和一个 N,其分子链上含有的伯胺、仲胺和叔胺3 种胺物质的量之比为 1∶2∶1,并且每个都可以质子化,这使得其完全质子化时电荷密度高达 23.3 mmol/g,是目前已知的具有最高电荷密度的阳离子聚合物。PEI 有线型和支链型两种,支链型是 PEI 的标准形式,其在水中以聚阳离子形态存在,能够中和并吸附所有的阴离子物质,还能螯合重金属离子,因此具有高度的阳离子特性。PEI 分子中反应性很强的伯胺、仲胺,能够很容易地与环氧化物、醛、异氰酸酯等化合物和酸性气体反应,因此具有较高的反应特性。PEI 分子中的氨基能与羟基反应生成氢键,能与羧基反应生成离子键,也能与羰基反应生成共价键。此外,由于兼具极性基团(氨基)和疏水基团(乙烯基)构造,PEI 还能够与不同的物质相结合,因此具有较高的附着特性和吸附特性。

PEI 已成功地被用于商业化的细胞转染试剂。它与 DNA 结合在一起,会形成纳米粒,保护 DNA 不受酶的影响而降解,并帮助细胞通过吸附介导的内吞作用进入细胞。在细胞处理过程中,PEI 以内体的形式入胞,在内含体部位与质子结合,使膜上的质子泵持续打开,导致 Cl⁻ 和水的潴留,造成内含体膜肿胀进而破裂,纳米粒渗漏入细胞质。本实验参考了章节末参考文献[1]~[6]进行实验设计。

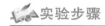**实验设备和材料**

1. 聚乙烯亚胺、HCl、透明质酸、NaOH、巨噬细胞 Raw264.7、酸碱指示剂、RIPA 裂解液、对硝基酚磷酸钠溶液、PBS 缓冲液。

2. 动态激光光散射仪(DLS)、质子交换膜。

实验步骤

1. 聚乙烯亚胺微球的制备

(1) 配制聚乙烯亚胺(PEI)使其浓度为 2.5 mg/mL,使用 1 mol/L HCl 调节 PEI 溶液的 pH 为 7.0。

(2) 配制透明质酸使其浓度为 1.0 mg/mL,使用 1 mol/L NaOH 调节透明质酸溶液的 pH 为 8.8。

(3) 根据氨基/羧基(—NH₂/—COOH)的不同将一定量的透明质酸溶液加

入 PEI 溶液中,涡旋 30 s,37 ℃下孵育 1 h,使用动态光散射仪(DLS)测样。

2. 跨膜质子转移测定

(1) 利用质子交换膜构建氢离子交换条件。

(2) 利用酸碱指示剂确定氢离子的定向移动。

3. 细胞效果评价

(1) 培养巨噬细胞 Raw264.7,使用聚乙烯亚胺微球处理。

(2) 取细胞沉淀加入 RIPA 裂解液,对细胞进行充分裂解(置于冰上),将裂解液收集到离心管中,15 000 r/min 离心 15 min,收集上清液,此时上清液中包含酸性磷酸酶。

(3) 加入缓冲液和对硝基酚磷酸钠溶液。取少量上清液,加纯水进行稀释(稀释约 5~10 倍),向阴性对照组和实验组中加入等量的缓冲液和硝基酚磷酸钠溶液。混匀后,在 37 ℃恒温水浴锅中保温反应 10~15 min,每 5 min 摇动一次,反应结束后,加入 0.5 mol/L NaOH 溶液终止反应。此时 pH=14,取 1 mL 液体在分光光度计 400 nm 下测试吸光度。

(4) 酸性磷酸酶活性(酶活性以每毫克样品每分钟水解底物的毫摩尔数表示)公式为:

$$酶活力\left[n \text{ mol}/(\text{min}\cdot\text{mg})\right] = \dfrac{\dfrac{A}{0.019} \times V \times \dfrac{V_1}{V_2}}{t \times m}$$

式中,A 为样品的吸光度;V 为反应混合液的体积(mL);V_1 为酶制剂的总体积(mL);V_2 为每次用酶的体积(mL);t 为时间(min);m 为样品质量(g)。

根据公式得到的结果,确定巨噬细胞溶酶体内含物的释放情况。

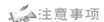 **注意事项**

(1) 测定酸性磷酸酶的全程要保持低温操作。

(2) 提取到的酶应立即反应,保存于 −20 ℃也要尽快试验。

参考文献

[1] 张庆云,李荣荣,邓桂茹,等. 超顺磁 Fe_3O_4/SiO_2 -聚乙烯亚胺复合微球的制备及基因传递应用[J]. 中国组织工程研究,2014,18(16):2570-2575.

［2］蒋远媛,阙正波,王晓东,等.聚酰亚胺的微球化[J].高等学校化学学报,2008,29(10):2091-2095.

［3］方美蓉,秦利梅,贾晓博,等.聚乙烯亚胺改性的双介孔氧化硅基因载体构建[J].无机材料学报,2020,35(2):187-192.

［4］黄登发,汪晓萌,张文婷,等.一种多孔聚乙烯亚胺微球的制备方法:CN109320972A[P].2019-02-12.

［5］姚元虎,刘永彪,冯永,等.肿瘤细胞基因转导载体聚乙烯亚胺的合成及筛选[J].癌症,2007,26(7):790-794.

［6］姚元虎,冯永,冯霞,等.聚乙烯亚胺对小鼠组织器官氧化损伤的研究[J].中国生物医学工程学报,2006,25(6):733-738.

［7］徐昊垠,董春明.悬浮聚合制备微米级聚苯乙烯微球[J].化工生产与技术,2010,17(3):24-26.

实验七 维生素 C 纳米脂质体功能化妆品的制备及其在美白淡斑方面的应用

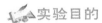

实验目的

1. 掌握维生素 C 纳米脂质体的制备方法。
2. 掌握测定维生素 C 纳米脂质体包封率的方法。
3. 掌握体外透皮实验方法。

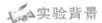

实验背景

1. 脂质体及卵磷脂

脂质体(Liposome)是指将有效成分包封于类脂质双分子层内而形成的微型球状载体。其中水溶性成分可包裹在磷脂的内水相,脂溶性成分可包裹在磷脂双分子层间。脂质体是具有双层膜的封闭式粒子,自身聚集性脂类分子包封药物及有效成分,根据其粒径和结构可分为大单室脂质体(LUV,粒径>100 nm)、小单室脂质体(SUV,粒径 20~100 nm)和多室脂质体(MLV,粒径>500 nm),医学应用中较多的为 SUV(图 2-7-1)。

脂质体通常是一种球形微囊载体制剂,包括胆固醇和磷脂,在水相中两亲分子分散开时会形成封闭的囊泡,内含双分子层薄膜和水相,可包载一系列药物。脂质体拥有类似于生物的体细胞膜的成分,具有生物兼容性和可降解能力,因此对机体来说刺激性较低。此外,脂质体还可以达到靶向和缓释的效果,因此在毒性较低的条件下可以达到高效的治疗效果。理想的脂质体应具有以下特征:包封率较高,粒径分布的范围较窄,稳定性高。

蛋黄卵磷脂是天然的磷脂混合物,是从蛋黄中提取并精制的一种两亲分子

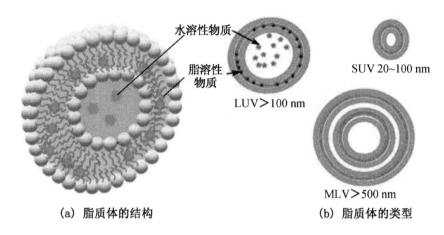

（a）脂质体的结构　　　　　　　　　（b）脂质体的类型

图 2-7-1　脂质体的结构与类型

（图源：代旭栋，李云，李双双，等.皮肤外用脂质体的研究进展［J］.国际药学研究杂志，2020，47（11）：914-921.）

［一端为亲水的含氮或磷的头，另一端为疏水（亲油）的长烃基链］。蛋黄卵磷脂根据骨架醇种类主要分两类：一类蛋黄卵磷脂的骨架是甘油醇，称为甘油磷脂（Glycerophospholipids）；另一类蛋黄卵磷脂的骨架是鞘氨醇，称作鞘磷脂（Sphingolipids）。

甘油磷脂的结构特点是，甘油 Sn-1 和 Sn-2 上的羟基被饱和或者不饱和脂肪酸酯化，Sn-3 上的羟基被磷酸酯化，磷酸又与碱基连接，依据碱基基团的不同，甘油卵磷脂主要分为磷脂酰胆碱（Phosphatidylcholine，PC）、磷脂酰乙醇胺（Phosphatidylethanolamine，PE）、磷脂酰肌醇（Phosphatidylinositol，PI）、磷脂酰丝氨酸（Phosphatidylserine，PS）、磷脂酸（Phosphatidic Acid，PA）和磷脂酰甘油（Phosphatidylglycerol，PG）等。甘油磷脂的结构与种类见图 2-7-2。

鞘磷脂由神经鞘氨醇（Sphingosine，简称鞘氨醇或神经醇）、脂肪酸、磷酸与含氮碱基组成。脂酰基与神经醇的氨基以酰胺键相连，所形成的脂酰鞘氨醇又称神经酰胺；神经醇的伯醇基与磷脂酰胆碱（或磷脂酰乙醇胺）以磷酸酯键相连。在神经鞘磷脂中发现的脂肪酸有软脂酸、硬脂酸、掬焦油酸、神经烯酸等。鞘氨醇和神经鞘磷脂的分子结构如图 2-7-3 所示。

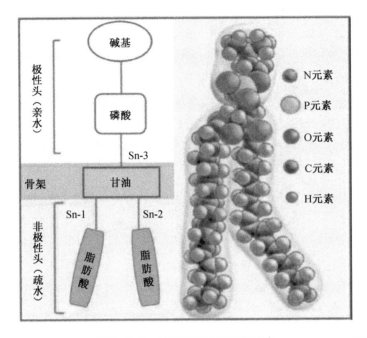

图 2-7-2　甘油磷脂的结构与种类

（图源：朱帅,黄梦玲,吴倩倩,等.蛋黄卵磷脂的结构、提取、
功能与脂质体研究进展[J].粮油食品科技,2020,28(3):18-25.）

$$CH_3(CH_2)_{12}\text{—}CH\text{=}CH\text{—}CH\text{—}CH\text{—}CH_2OH$$

　　　　　　　　　　OH　NH₂　　　**鞘氨醇**

$$HO\ HN\text{—}C\text{—}R$$

$$CH_3(CH_2)_{12}\text{—}CH\text{=}CH\text{—}CH\text{—}CH_2\text{—}O\text{—}P\text{—}O\text{—}CH_2CH_2\text{—}N^+ \begin{array}{l} \text{—}CH_3 \\ \text{—}CH_3 \\ \text{—}CH_3 \end{array}$$

　　　　　　神经酰胺　　　　　　　磷酸胆碱

图 2-7-3　鞘氨醇和神经鞘磷脂的分子结构

（图源：朱帅,黄梦玲,吴倩倩,等.蛋黄卵磷脂的结构、提取、功
能与脂质体研究进展[J].粮油食品科技,2020,28(3):18-25.）

蛋黄卵磷脂结构上的脂肪酸的组成与种类对于脂质体的整体性质影响较大,比如,卵磷脂结构中的饱和脂肪酸可以增强脂质体膜的坚固性和非渗透性,卵磷脂结构中的不饱和脂肪酸可以使脂质体具有较低的相转变、很好的流动性和低的黏滞性。如图2-7-4所示,到目前为止,蛋黄卵磷脂脂质体主要包括四种类型,即常规脂质体、PEG修饰脂质体、多功能脂质体和配体靶标脂质体,每一种脂质体都有其优点和应用领域。

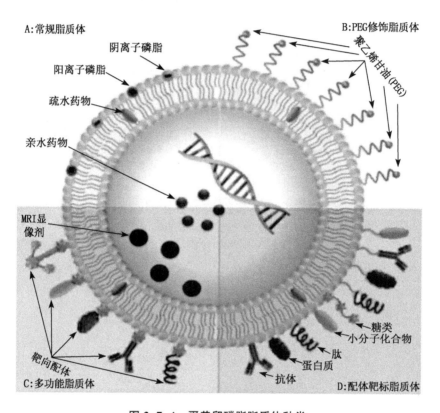

图2-7-4 蛋黄卵磷脂脂质体种类

(图源:朱帅,黄梦玲,吴倩倩,等.蛋黄卵磷脂的结构、提取、功能与脂质体研究进展[J].粮油食品科技,2020,28(3):18-25.)

2. 脂质体加载药物的方法

（1）薄膜分散法

薄膜分散法又称薄膜蒸发法,最早是由手摇法发展而来的。虽然操作起来比较简单,适合于包封脂溶性较好的药物,但有机溶剂残余物很难完全去除,并且需要耗费很长时间,脂质体的粒径范围分布较广泛,对溶剂的要求也更严格。使用超声水合分散将有助于减小脂质体的粒径大小、提高水合的效率和平衡样品的均一度,并推进薄膜分散法的工业化。药物的释放和脂质体的稳定性受辅料的种类影响极大,在设计处方时应适当考虑各成分之间的相互作用。

（2）注入法

最常用的注入法是乙醇注入法和乙醚注入法。乙醇注入法操作简便,但由于乙醇可以与水互溶,因此乙醇的残留成为后处理中的一个最大问题,而乙醚注入法则很好地解决了这一问题。此外,有些磷脂在乙醇中溶解性较差,若混合不均匀,将影响脂质体的均一性。采用注入法制备的脂质体通常粒径较大,不适于静脉注射给药,且多为单室脂质体。此方法的优点是乙醇或乙醚中的脂质浓度不影响脂质体的粒径大小,但不适合于热敏感药物,因为使用了有机溶剂并且去除有机溶剂需要较高的温度。然而,有研究表明,根据该法制备的含有基因的阳离子脂质体在基因转染方面比薄膜分散法更有效率。此方法的缺点是制备的脂质体粒径较大,可联合应用超声技术降低粒径,采用错流乙醇注入的方法也可以得到均一的脂质体,脂质浓度、注射流孔径、注射压力、缓冲液流速以及缓冲系统对药物包封率均有不同程度的影响,降低缓冲液流速有利于形成均一的脂质体。

（3）表面活性剂去除法

该法是将脂质与表面活性剂（胆酸钠、烷基糖苷、烷基聚氧乙烯等）一起在水溶液中搅拌,得到胶束,再利用透析法从胶束中将表面活性剂除去。需要注意的是,表面活性剂的浓度应高于临界胶束浓度（CMC）。用这种方法制备出来的脂质体是较为均匀的,而且处理方式比较温和,低于磷脂的相变温度,特别适合装载蛋白质等活性物质。然而,该法仍存在一些缺点,即制备出的脂质体浓度较低,这会影响到疏水药物的包封,同时表面活性剂还会有少量残留,而且由于胶束在水相中需要较长时间来平衡,耗费时间很长。目前去除表面活性剂的常用技术包括凝胶过滤法、透析法和稀释法。在使用凝胶过滤法去除表面活性剂时,应注意滤膜的类型、面积和过滤速率,以及表面活性剂/磷脂的比值对囊泡颗粒大小比例的影响。

（4）复乳法

该法是将少量的水相加入大量的含磷脂的有机相中,形成油包水型（W/O）初乳,再将初乳加入 10 倍体积的水相中混合、乳化得到水包油包水型（W/O/W）乳液,然后在一定温度下去除有机溶剂即得。该法制得的脂质体包封容积较大,粒径也较大。在制备过程中,第 2 步乳化过程以及去除有机溶剂过程的温度、搅拌时间及频率均对脂质体的粒径有影响。

（5）冷冻干燥法

该方法的提出是针对脂质体混悬液在贮存时遇到的各种问题如容易聚集、融合，磷脂的氧化和药物的泄漏等。磷脂和药物被分散到与水互溶的有机相中，同水相形成单一的溶液，再冷冻、干燥即可获得。冻干保护剂的类型和用量对脂质体的粒径大小和包封率的影响很大。可以磷脂作为乳化剂制备复乳，在内外水相中添加双糖作为冻干保护剂。与其他传统方法相比，该方法在更低的温度下进行，尤其适合热敏感药物的包封，并避免了在储存过程中药品的泄漏，从而增加了药物稳定性。

（6）气雾载体法

指用一种喷雾装置，在给药的一瞬间，使有机相和水相发生乳化，生成脂质体。与传统制备方法相比，该法利用气雾作载体，于用药瞬间形成脂质体，避免了脂质体在储存过程中的不稳定性。该装置通常由两个气雾室组成，其中一个室装有有机相，并含抛射剂及脂质乙醇溶液，装有定量阀门；另一个室为水相室，除装有定量阀门外，还有一个混合室。定量的有机相及水相经加压装置进入混合室，产生乳剂，被抛射剂抛射出来形成气雾。亦可采用超临界气体取代抛射剂和有机溶剂，从而避免有机溶剂残留，同时也更加环保。科研人员采用此法制备了利福平肺部给药脂质体，并对其进行了理化性质及体外释放及稳定性研究，发现采用气雾载体法制备的脂质体缓释效果更好，且药物释放更充分，同时也表现出了更好的稳定性。

2. 脂质体在化妆品领域的应用现状

药妆是一种含有生物活性成分的化妆品，一些药妆具有医疗或类似药物的功效。有些药妆在到达皮肤深层的目标部位时可以有效地发挥作用。然而，皮肤的屏障性质给化合物的传递带来了很大的困难。因此，科学家们正在研究各种克服这些障碍特性的策略。脂质体被认为可以改善化合物的局部递送，从 1950 年开始，脂质体开始作为美容因子的载体进入化妆品领域，其特殊的美容效果受到越来越多人的青睐。人们将这一类产品叫作脂质体化妆品（图 2-7-5）。

（1）脂质体化妆品的作用机制

皮肤的角质层是一层致密的细胞，由于细胞膜天然的屏障作用，因此，普通化妆品中的有效成分，尤其是水溶性物质，难以穿过角质层在皮肤内层发挥美容护肤作用。那么，作为一种新兴的载体，脂质体能够促进美容护肤因子跨越角质层的阻碍进入皮肤内层发挥功效。目前，关于脂质体化妆品对皮肤的具体作用机制，主要存在以下两种理论：

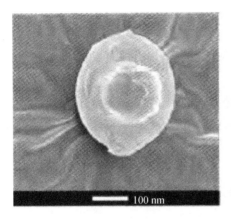

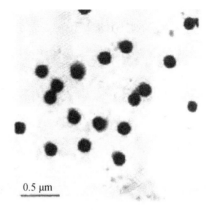

(a) 透射电镜图片　　　　　　　(b) 扫描电镜图片

图 2-7-5　脂质体化妆品电镜图片

(图源：刘晓慧,李琼,陈良红,等.纳米固体脂质体及其在
化妆品中的应用研究进展[J].日用化学工业,2013,43(6):469-473.)

一是,在脂质体的双分子层膜中发现的磷脂可以保湿嫩肤,而适当粒径大小的脂质体则可以通过扩散作用而穿过皮肤的表面屏障,从而使内部的美容护肤因子在皮肤的真皮层发生作用,即穿透机制。

二是,脂质体与细胞膜结构类似的双分子层膜可以跟表皮细胞完全融合,美容护肤因子也可以穿透细胞膜进入皮肤的内层,即融合机制。

（2）脂质体化妆品的特点

① 双亲性

由于脂质双分子层的双亲性质,包封在脂质体内的美容护肤因子可以是水溶性、脂溶性或双亲性材料(包含在二元脂肪层),并且还可能同时含有几种不同的活性成分。

② 长效作用

缓释性的脂质体,接触到皮肤真皮层,包封的美容护肤因子缓慢释放出来,发挥功效的时间就得到了延长。不同性质的脂质体化妆品的成分在皮肤内皮层滞留的时间也不尽相同,比如有的是滞留几分钟,有的甚至是滞留几天。

③ 保护作用

脂质双分子膜可以保护某些不稳定的活性物质,使这些物质不受外部环境因素的影响,美容保湿因子如果包封在脂质体中,其体内外的稳定性都会有不同程度的提高。

④ 保湿作用

这一作用来自脂质体中的磷脂,它具有保湿嫩肤的天然性质,并且不产生副作用。

⑤ 护肤作用

首先,当脂质体和细胞融合,脂质体中的磷脂成分便发挥效力,使皮肤嫩滑有光泽;其次,包封在脂质体里的美容护肤因子也会慢慢释放出来,在皮肤上发挥美容功效。

(3) 脂质体在化妆品领域的应用现状

20 世纪 60 年代,人们开始关注脂质体化妆品。比切姆(后合并为葛兰素史克公司)是脂质体化妆品行业的先驱,但由于技术不成熟和产品不稳定,其应用没有得到推广。1976 年,虽然 Lever Bros 申请了脂质体的专利,但直到 1978 年脂质体的文章数量不断增加,研究人员对脂质体化妆品的兴趣越来越大后脂质体才被有效使用,并且随后出现了脂质体化妆品制造商。1986 年,法国迪奥公司生产了市场上第一个脂质体化妆品"Capture",吸引了许多爱美人士的注意。目前,市面上出现了不同种类、功效的脂质体化妆品。例如,日本日光化工公司生产的 Nikko Aquasome 系列脂质化妆品,我国的养生堂公司也引进了德国的脂质体技术来生产相关的化妆品。

2. 维生素 C 简介

(1) 维生素 C 的结构及性质

维生素 C 是一种酸性多羟基化合物,分子中有 6 个碳原子,碳 2、碳 3 位置上相邻的两个烯醇式羟基容易发生解离并释放出氢离子,因此,维生素 C 是一种酸性物质,其性质类似于有机酸。维生素 C 最早被发现是因为它有治疗坏血病的功能,因此别名又叫抗坏血酸。它的分子式为 $C_6H_8O_6$,相对分子质量为 176.13,系统命名法命名为 2,3,5,6-四羟基-2-已烯酸-4-内酯,是一种已糖衍生物,两种异构体分别为 L 型和 D 型,其中只有 L 型维生素 C 具有生理功能,且经常以两种形式存在,即还原型和氧化型,它们能在体内互相转化,且均具有生物活性(图 2-7-6)。

维生素 C 是一种水溶性维生素,无色无味,酸性,性质极不稳定,易在环境中特别是碱性条件下受到热、氧、光线、微量金属离子(如亚铁离子、铜离子等)或荧光物质(如核黄素)的影响而氧化分解。由于维生素 C 在水果和蔬菜中含量最高,在加工水果和烹饪蔬菜时需要考虑到这些环境因素,以避免维生素 C 受到损害从而影响人体的摄入量。

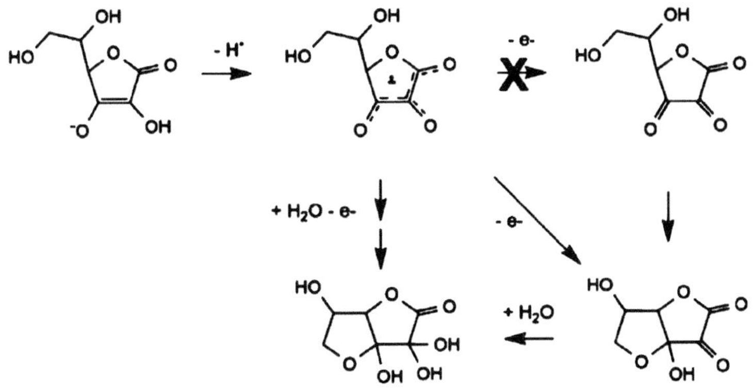

图 2-7-6　维生素 C 异构体的互相转化

(图源：Njus D，Kelley M P，Tu Y，et al. Ascorbic acid：The chemistry underlying its antioxidant properties[J]. Free Radical Biology and Medicine，2020，159：37-43.)

（2）维生素 C 的美容功效

维生素 C 具有美白、延缓衰老的功效，这主要是因为以下几个原因：维生素 C 能促进机体合成胶原蛋白和黏多糖，使肌肤保持紧致有弹性；维生素 C 能抑制酪氨酸酶的活性，减少肌肤黑色素沉积，美白肌肤；维生素 C 是一种高效的自由基清除剂。因此，维生素 C 作为一种美白、抗氧化护肤因子，已经被广泛应用于化妆品领域中。

但是，如果在化妆品中直接添加维生素 C，维生素 C 会被化妆品的其他成分影响而失去效用。此外，维生素 C 的水溶性导致其不能穿透皮肤的角质层和渗透到皮肤的内皮层，因此，目前销售的各种维生素 C 化妆品的美容效果不佳。

基于以上问题，本实验包封水溶性药物维生素 C，制备小粒度、高包封率、性能良好的纳米级脂质体并评价其相关理化性质和生物利用率。本实验参考了章节末参考文献[1]～[8]进行实验设计。

实验设备和材料

1. 大豆卵磷脂、胆固醇、维生素 E、氯仿、维生素 C、磷酸盐缓冲液（含有焦亚硫酸钠和依地酸二钠）、生理盐水、人 A375 黑色素瘤细胞、胰酶、NaOH（含 10% DMSO）、PBS。

2. 圆底烧瓶、超声清洗仪、酶标仪、动态激光光散射仪（DLS）、弗兰兹（Franz）扩散池、CO_2 培养箱、恒温磁力搅拌器、旋转蒸发仪。

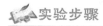**实验步骤**

1. 薄膜分散法制备维生素 C 纳米脂质体

（1）精密称取处方量大豆卵磷脂、胆固醇和维生素 E 放置于烧杯中，加入适量氯仿，将烧杯放置于恒温磁力搅拌器上，常温下搅拌至完全溶解。

（2）将溶液转移至圆底烧瓶中，加入磷酸盐缓冲液，超声后得到乳白色溶液。

（3）将乳白色溶液在旋转蒸发仪上减压蒸发，直至氯仿完全挥发，烧瓶内壁出现透明薄膜。

（4）烧瓶中加入含有维生素 C 的磷酸盐缓冲液（含有焦亚硫酸钠和依地酸二钠）使膜充分水化，孵育一定时间后生成乳白色半透明溶液。所得半透明溶液分别过 0.45 μm 和 0.22 μm 微孔滤膜各 3 次，即得维生素 C 脂质体。

2. 维生素 C 纳米脂质体的表征

合成好的维生素 C 脂质体悬浮液的粒子水动力学尺寸和 Zeta 电位通过动态激光光散射仪（DLS）进行测量。

3. 体外透皮实验测定维生素 C 纳米脂质体的经皮渗透能力

（1）采用 Franz 扩散池，扩散池容积为 5 mL，有效扩散面积为 0.79 cm^2，生理盐水为接收介质。用滤纸吸干人工皮肤表皮的液体，固定于供给池与接收池之间，表皮朝向供给池，分别在供给池中加入 1 mL 测定溶液（维生素 C 浓度调整为 5 mg/mL），接收池中加入 5 mL 的生理盐水，在 150 r/min、37 ℃下进行实验。

（2）分别于 0 h、3 h、6 h、9 h、12 h、24 h 从接收池中定量移取 200 μL 接收液（同时补充等量的生理盐水溶液）于 25 mL 棕色容量瓶中，采用色谱法测定维生素 C 的含量。

4. 黑色素瘤细胞实验测定维生素 C 纳米脂质体降低黑色素的能力

（1）选择对数生长期的人 A375 黑色素瘤细胞，0.25% 胰酶消化制成单细胞悬液，以每瓶 5×10^5 个细胞接种于 150 mL 培养瓶中。24 h 后更换为含有浓度为 0.05 mg/mL 的维生素 C 纳米脂质体新鲜培养基，继续培养至细胞生长融合到 80%～90%。

（2）0.25% 胰酶消化制成单细胞悬液，收集大约 10^7 个细胞，离心后 PBS 洗涤 2 次，加入含 1 mol/L 的 NaOH（含 10% DMSO）1 mL 吹打均匀，置于 37 ℃、5% CO$_2$ 培养箱，放置 48 h 充分裂解细胞核，溶解黑色素颗粒。

（3）48 h 后取出细胞悬液，将细胞悬液混合均匀移到 96 孔板中，每孔

100 μL,每个浓度设 6 个复孔,置于酶标仪 490 nm 波长处测定光吸收值,黑色素含量用 A_{490} 值表示,测量结果取平均值。

$$黑色素合成相对含量(\%) = \frac{\dfrac{处理组\ A\ 值}{处理组细胞密度}}{\dfrac{对照组\ A\ 值}{对照组细胞密度}} \times 100\%$$

参考文献

[1] 刘亚文,曹光群,陈婷婷.维生素 C 脂质体的制备研究[J].大豆科学,2007,26(2):270-272.

[2] 赵华,董银卯,何聪芬,等.维生素 C 脂质体的制备与研究[J].香料香精化妆品,2006(3):17-20.

[3] 王玮,夏强.一步乳化法与两步乳化法制备维生素 C 脂质体的比较[J].日用化学品科学,2013,36(1):28-32.

[4] 李思琪,张晓庆,吐马拉·吐尔洪,等.维生素 C 脂质体的制备[J].轻工科技,2018,34(4):15-16.

[5] 王颖,杨雪,周艳华,等.维生素 C 纳米脂质体的制备及抗氧化作用的研究[J].化学研究与应用,2013,25(8):1108-1113.

[6] 徐小娟,姚琳,喻苗,等.维生素 C 前体脂质体的制备[J].食品工业,2017,38(3):141-145.

[7] 胥传来,乐国伟,吴振国.维生素 C 新剂型脂质体制备方法比较[J].中国饲料,2002(10):26-28.

[8] 唐珍宝.水溶性抗氧化剂脂质体的制备和性能研究[J].科学与信息化,2020(15):190.

实验八 纳米乳功能化妆品的制备及其在保湿修复皮肤屏障方面的应用

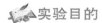

实验目的

1. 了解并掌握纳米乳液的制备与表征方法。
2. 掌握保湿共输送纳米乳功能化妆品的皮肤刺激性试验。
3. 掌握功能化妆品保湿功效评价方法。

实验背景

纳米乳是一种各向同性、透明/半透明的非均质体系,由两种不混溶液体组成,药物在纳米液滴中有细微的分散。它由乳化剂和助乳化剂组成的界面层稳定,是热力学和动力学稳定的体系(在长期储存期间没有任何明显的絮凝或聚结),液滴与其他乳剂相比尺寸更小(20~400 nm),粒径分布更加均匀。两种不相溶相在性质上通常是油相和水相,它们分别富集了油溶和水溶成分。

根据组分的不同,纳米乳液可分为四种类型:水包油(O/W),其中油相分散在连续的水相中;油包水(W/O),其中水相分散在连续的油相中;水包油包水型(W/O/W)多相乳液;油包水包油型(O/W/O)多相乳液。根据纳米液滴表面电荷的不同,可将纳米乳液分为中性、阴离子和阳离子纳米乳液。还进行了几种改性,即一元、二元和三元乳液。在一元纳米乳液中,油相与水相通过乳化剂乳化,而在二元纳米乳液中,单层纳米乳上沉积了相反电荷的电解质。在三元纳米乳液中,二元纳米乳液被极性相反的聚合物或铁离子聚合物包覆。

油相在纳米乳配方中起着至关重要的作用,因为它能溶解用于治疗各种疾病的亲脂性药物。在 O/W 型纳米乳液中,根据给药部位的不同,油量可能从 2%~

20%(质量分数)不等。FDA 批准和 GRAS 认证的油相,如肉豆蔻酸异丙酯(IPM)、三乙酸甘油、Sefsol 218(丙二醇单乙醚)等优于常规的高密度固定油,如蓖麻油、椰子油、芝麻油、棉籽油、鱼油、亚麻籽油、矿物油、橄榄油、花生油、葵花籽油等。在许多情况下,使用非离子表面活性剂是因为它们的毒性和刺激性小于阴离子表面活性剂,且小于阳离子表面活性剂。乳化剂的选择是根据它们在油相和水相中的溶解度、亲水亲油平衡(HLB)值和毒性大小等进行的。在制备 O/W 纳米乳液时,HLB 值为 8~16 的非离子表面活性剂是首选。单独使用单链乳化剂不太可能在一定程度上降低 O/W 界面张力,因此,与乳化剂体系一起使用具有两亲性的共乳化剂。在 O/W 界面处,共乳化剂渗透到乳化剂界面膜中,有助于进一步降低界面的流动性,从而增加整个胶体体系的熵。一般使用 C3—C8 醇如异丙醇、甘油、乙二醇、丙二醇等作为共乳化剂。它进一步稳定了界面,增加了烃链的流动性。近年来,人们对纳米乳液的研究不断加深,根据使用目的的不同已开发出液体、膏霜、喷雾、凝胶、气溶胶、泡沫等诸多纳米乳液剂型,并被广泛应用到制药、食品、化妆品、材料合成等领域。

1. 纳米乳液的制备方法

在制备纳米乳液的过程中,通常需要克服界面能的外加能量,将内相液滴尺寸降低到纳米乳液预期粒径范围内,并且确保纳米乳液的稳定性。该种外加能量可以是由机械力产生的高能,也可以是源自体系特性的化学势能。根据外加能量的来源不同,纳米乳液的制备方法分成高能乳化法和低能乳化法。

(1) 高能乳化法

由高能乳化技术制备的纳米乳液需要更高程度的力来打破存在于非常高表面张力和非常低表面张力的液体之间的分子间引力、氢键和范德华力。以剪切、超声波和压力形式提供的外部能量使液滴在纳米尺寸的范围内破裂,但在这些过程中产生了极大的热量。在高剪切混合过程中,流体的一个区域相对于相邻区域以不同的速度运动。高剪切搅拌机使用高速转子,即由电机提供动力,并产生流动和剪切。流体在转子外围的速度比在转子中心的速度高,正是这种速度差产生了剪切力,当物料离开转子时,产生了极高的剪切带,因此较大的液滴转化为较小的液滴。目前高能乳化法可分为高压均质乳化法、微射流乳化法和超声乳化法。

① 高压均质乳化法

高压均质使油水混合物在高压下产生强烈的湍流和剪切流。严重的湍流导致分散相破碎为小于 100 nm 的小液滴。液滴之间的相对运动调节了破碎与结合之间的动态平衡,使液滴能较好地保存,形成均匀的液滴。在纳米乳液制备的过程中,预先混合的乳液体系被高压泵入,通过一个狭窄的压力阀后高速流出。此时在剪切、碰撞等强力作用下,较粗的内相原始颗粒破碎成纳米液滴(图 2-8-1)。

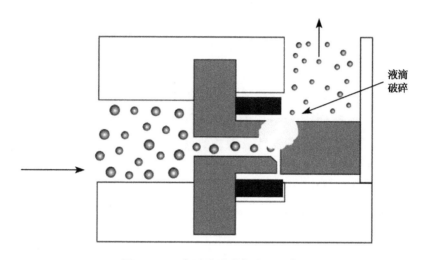

图 2-8-1　高压均质乳化流程示意图

(图源:Anandharamakrishnan,Yagoubi A S,Shahidi F. Techniques for nanoencapsulation of food ingredients[M]. New York:Springer,2014.)

高压均质乳化纳米乳液的过程可用湍流和气穴现象解释,首先利用高压使料体通过压力阀获得高流速,从而产生强烈的局部湍流旋涡,最终减小液滴尺寸;其次料体通过压力阀产生的压力差会形成气穴现象,进一步增加料体中的旋涡,破坏初始颗粒,减小液滴尺寸。高压均质乳化法主要适用于黏度中等或较低的乳液体系。根据操作温度不同,高压均质乳化法可分为高温高压均质乳化法和低温高压均质乳化法,后者适用于含有温度敏感组分的纳米乳液。

② 微射流乳化法

在微流化器中,两种不相混的流体在高压下在微通道中运动,通过流体的碰撞发生乳化。乳化状态的稳定性取决于乳化液组分对通道壁的浸润程度,根据剂型选择内表面亲水或亲油处理的微通道,可提高纳米乳液的稳定性。微流态化技术的概念也被用于制备多种乳剂的基础上。

通常,W/O 和 O/W 乳剂分别在疏水和亲水表面的均质机中产生。润湿角度可以通过选择微通道材料或使用各种表面改性剂包括乳化剂来控制。这些物料或乳剂材料在剪切变形、冲击应力和空化作用下发生弥散。

从微通道的结构设计来分,主要有 3 种微射流乳化器:T 型结构[图 2-8-2(a)]、流动聚焦结构[图 2-8-2(b)]和同向流动结构[图 2-8-2(c)]。T 型结构是最早使用也是最简单的微射流乳化器,由 Thorsen 等人设计并使用。在 T 型结构中,流通分散相和连续相的两根微通道相互垂直。当分散相流进 T 型连接区时,连续相将在分散相和微通道内壁间形成"薄膜",从而在连续相中产生压力脉动并将分散相挤成微小液滴。在流动聚焦型微射流乳化结构中,分散相和连续相合流进入微通道,当合流一起通过一个缩紧的孔口时,连续相内将产生压力和剪切应力并作用于分散相中,从而得到尺寸小且分布较窄的分散相液滴。同向合流型微射流乳化结构由两根同轴的微通道组成,其中分散相在内微通道,连续相在外微通道,分散相和连续相同向流动。当分散相从内微通道孔口"挤出"时,便可生成内相液滴。

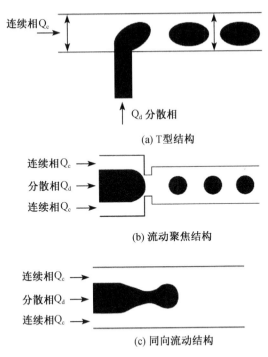

(a) T型结构

(b) 流动聚焦结构

(c) 同向流动结构

图 2-8-2　不同构造的微射流乳化结构

(图源:Choi C H,Kim J,Nam J O,et al. Microfluidic design of complex emulsions[J].
Chemphyschem:a European journal of chemical physics and physical chemistry,2014,15(1):21-29.)

一般来说,微射流乳化技术具有显著的优点:内相液滴的尺寸控制非常精确,适合于需要高精度的领域,例如生物、医学、材料等。然而,该技术也存在一系列缺点,如生产成本过高、设备精度要求高、操作困难等。

③ 超声乳化法

超声乳化法利用超声波来产生大量空化气泡,空化气泡破裂并局部释放大量的能量到系统中,产生分布均匀的更小的内相液滴。然而,极端的能量输入会使水分子形成 H^+ 和 OH^- 自由基,并可能导致空化气泡、表面活性剂分子的分解。

通过研究总结,O/W 型纳米乳液的二阶段超声乳化机制(图 2-8-3),具体是:第一阶段是初始液滴的产生,当超声波作用于体系时,超声场将产生界面波,促使油相进入水相并分裂成粗液滴;第二阶段,由空穴现象引起的体系内局部湍流和剪切,将粗液滴粉碎成纳米液滴。

超声乳化技术有一系列优点,如粒径小且分布范围窄,乳化剂需求低,与其他高能乳化法相比,能源消耗低,操作过程简单等。随着科学和技术的进步,超声设备不断得到改进和升级,使其能够逐步突破无法广泛应用的限制,从而在工业化生产中得到应用。

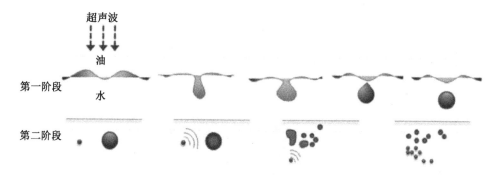

图 2-8-3　二阶段超声乳化机制

(图源:Sivakumar M, Tang S Y, Tan K W. Cavitation technology-a greener processing technique for the generation of pharmaceutical nanoemulsions. [J]. Ultrasonics sonochemistry, 2014, 21(6):2069-2083.)

(2) 低能乳化法

低能乳化技术可制备热动力学稳定的纳米乳。近年来,人们对利用低能量方法制备纳米乳的兴趣大大增加。低能乳化技术利用系统储存的能量形成小液滴,或通过改变影响体系亲水亲油平衡(HLB)的参数(温度或成分)实现乳化的效果。它们是"柔软的",并被认为不会对被包裹的分子造成破坏或损伤。此外,这些方法更节能,因此更加具有大规模生产的可能。低能乳化法主要包含相转变法、自发乳化法和膜乳化法等。

① 相转变法

相转变法主要通过改变界面上表面活性剂层的曲率来制备纳米乳液,根据改变表面活性剂曲率方法的不同可分为相转变组分法(PIC 法)和相转变温度法(PIT 法)(图 2-8-4)。

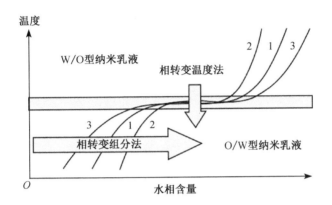

图 2-8-4　相转变组分法和相转变温度法示意图

(图源:Sivakumar M, Tang S Y, Tan K W. Cavitation technology-a greener processing technique for the generation of pharmaceutical nanoemulsions.[J]. Ultrasonics sonochemistry, 2014, 21(6):2069-2083.)

A. 相转变组分法(PIC 法):是指通过改变各组分的占比以促使体系发生相反转从而制备纳米乳液的方法。组分的变化扰乱了亲水亲脂平衡,致使其在恒温条件下的反相。这导致了表面活性剂单分子膜曲率半径的自发变化。据报道,当向体系中添加电解质、其他表面活性剂、醇等时也会发生相倒置。这种方法又称乳液逆点或逆相合成。图 2-8-5 是利用 PIC 法从 W/O 型纳米乳液制备 O/W 型纳米乳液的过程:首先,水相逐步加入油相(含表面活性剂)中以提高水油相比例,此时界面上表面活性剂层曲率为负值,形成 W/O 型乳液;当水相继续添加至一定阈值时,表面活性剂层曲率接近于零,此时易形成双连续相和层状液晶相等过渡相;当进一步添加水相超过这一阈值时,表面活性剂层曲率转变为正值,此时体系转变成 O/W 型纳米乳液。

B. 相转变温度法(PIT 法):PIT 法主要是通过改变温度来影响体系中非离子表面活性剂的亲水亲油平衡(HLB)值从而实现相转变的。以常用的聚氧乙烯醚类非离子表面活性剂为例,改变体系温度可以改变其亲水端聚乙二醇的亲水

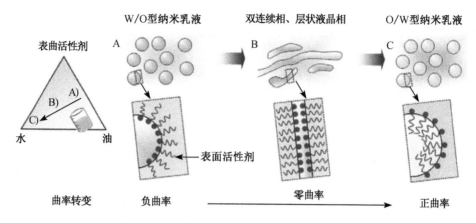

图 2-8-5　利用 PIC 法制备纳米乳液的示意图

（图源：童柯锋. 纳米乳液的研究进展及其在化妆品中的应用[J]. 日用化学品
科学,2019,42(8):48-56.）

性,从而改变 HLB 值和对油、水相的亲和力。体系低温时,聚氧乙烯醚类非离子
表面活性剂表现出亲水性,可形成 O/W 型乳液;当体系高温时,则表现出亲油
性,可形成 W/O 型乳液;当体系处于某一中间温度（PIT 点）时,聚氧乙烯醚类非
离子表面活性剂对水相和油相的亲和力接近平衡,可形成双连续相和层状液晶相
等过渡相。在温度处于 PIT 点时,由于油水界面张力非常低,体系极易被乳化成
纳米乳液但十分不稳定,此时可迅速降温通过 PIT 点来形成稳定的 O/W 型纳米
乳液,具体过程如图 2-8-6 所示。通常 PIT 法多用在含聚氧乙烯醚类非离子表
面活性剂的乳液体系中,因为此类乳化剂的 HLB 值对温度最敏感。由于对温度
变化不敏感,含离子型表面活性剂不适用 PIT 法。

　　② 自发乳化法

　　由体系自发形成纳米乳液的方法简称为自发乳化法。自发乳化是指在分散
相与连续相混合过程中产生的化学能的驱动下自发形成乳液的过程。一般情况
下,自发乳化过程可用 Ouzo 效应解释（也称为溶剂置换效应）,该效应依据分散
和浓缩两个机制,解释了油相中有机溶剂在水相快速扩散促使了 O/W 型纳米乳
液的形成过程（W/O 型纳米乳化体系,反之亦然）。分散机制认为,当两相相结合
未达平衡时,两相界面物质扩散引起的表面张力梯度将导致内相形成液滴,同时
促使界面面积增大;浓缩机制认为,界面面积的增大将促使液滴成核和生长,进而
形成局部过饱和的浓缩相,最终发生自发乳化,如图 2-8-7 所示。

　　如上方法所述,内相液滴通常不稳定,需要表面张力和少量外部力量来帮助

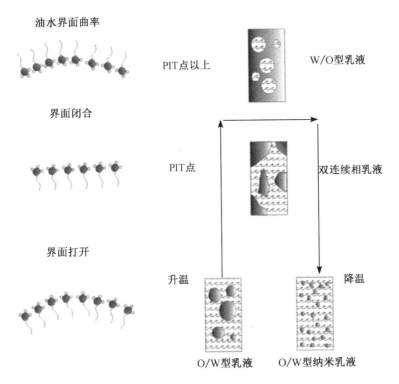

图 2-8-6　利用 PIT 法制备纳米乳液的示意图

（图源：童柯锋.纳米乳液的研究进展及其在化妆品中的应用[J].日用化学品科学,2019,42(8):48-56.）

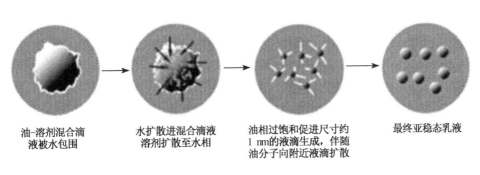

图 2-8-7　自发乳化法制备纳米乳液示意图

（图源：童柯锋.纳米乳液的研究进展及其在化妆品中的应用[J].日用化学品科学,2019,42(8):48-56.）

稳定。与表面活性剂共同作用的自发乳化过程由三个主要步骤组成：水相和油相制备，油相包含油、亲脂性表面活性剂、水溶性的有机溶剂，水相含有水和亲水性表面活性剂；在少量外力的搅拌作用下，油与水混合，有机溶剂迅速扩散，形成内部油滴；负压下蒸发去除有机溶剂，形成 O/W 纳米乳液。由于油相黏度、表面活性剂结构和有机溶剂溶解性等因素，只能在某些情况下才会发生自发乳化，并可通过溶剂-溶质-水的三元相图揭示潜在可行的自发乳化区域。

③ 膜乳化法

膜乳化法可有效控制液滴尺寸和分布，是一种低能耗、操作条件温和的新型纳米乳化技术。膜乳化过程如图 2-8-8 所示，分散相在压力作用下从膜一侧通过多孔或微通道，从而在膜另外一侧流动的连续相中被挤压形成内相液滴。由于受到连续相拽力、液滴自身浮力、内外相界面张力和驱动压力的影响，所形成的内相液滴往往是偏离球形结构的。根据膜孔的亲水/亲油性结合一定的乳化工艺可以制备不同剂型的纳米乳液。

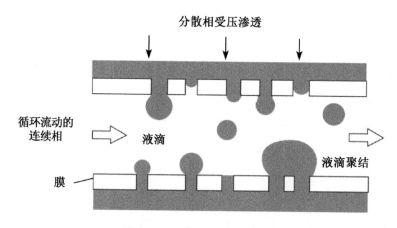

图 2-8-8　膜乳化过程示意图

（图源：Joscelyne S M，Tragardh G. Membrane emulsification—a literaturereview［J］. Journal of membrane science，2000，169（1）：107-117.）

2. 纳米乳液在化妆品中的应用

干燥皮肤的形成是由于神经酰胺的减少，神经酰胺是角质层的重要组成部分，在皮肤屏障内稳态中起着重要作用。由于神经酰胺不溶于水，因此不建议简单给药从而形成不透水的屏障。植物鞘氨醇与神经酰胺的组合被用于在表面活性剂的作用下制备纳米乳。当应用时皮肤给角质层带来正电荷，从而提高神经酰胺的穿透能力,这增加了化妆品的功效和安全性。

由于纳米乳剂的球形尺寸可调,因此对皮肤的刺激更小。因为纳米乳剂可以通过毛囊和毛孔在皮肤上吸附液滴并有效渗透,使皮肤水化,所以在护肤品中的应用效果更好。同时纳米乳液包裹化妆品成分的表面,视觉外观和稳定性都有很大提高。

用艾草制备的纳米乳配方侧柏叶黄酮具有抗衰老活性。同样的,姜黄素和白藜芦醇包裹的纳米乳被报道用于促进植物中化合物的运输,具有有效的抗氧化和抗衰老活性。在对猪的皮肤研究中发现,生物活性化合物的皮肤保留率提高了抗氧化活性。添加棕榈酸视黄酯的纳米乳提高了皮肤的渗透性。姜黄素纳米乳具有较高的透皮性,不降解,渗透性高。装载染料黄素的纳米乳剂与水凝胶增强了生物活性化合物在皮肤中的分布,可用于美容疗法。很多纳米体系已被发现具有生物活性效应,可减少透皮水分流失,保证皮肤屏障功能。表2-8-1汇总了一系列纳米乳液在化妆品领域的应用案例。

表 2-8-1 纳米乳液在化妆品领域的应用案例

功效成分	功效	工艺	乳化体系	液滴尺寸/nm
生育酚	抗氧化	微射流乳化法	吐温 80	<100
维生素 E	抗氧化	相转变组分法	吐温 20, 40, 60, 80, 85	<100
神经酰胺	保湿、抗衰	高压均质法	Lipoid E-80; 吐温 80	200
辅酶 Q10	抗氧化、抗衰	高压均质法	TEGO Care 450	300
曲酸二棕榈酸酯	美白	相转变组分法	Emulium Kappa	<300
富勒烯	抗氧化	均质/超声乳化法	吐温 80;司班 80	100~200
米糠油	抗氧化	相转变组分法	Sorbitan Oleate; PEG-30 castor oil	<100
抗坏血酸棕榈酸酯	抗氧化	相转变温度法	吐温 80	100~300
光甘草定	美白	高压均质法	司班 80;吐温 80	<150

护肤功效得以发挥的重要前提是活性成分能有效穿透皮肤表层并在皮肤组织中高浓度富集和长时间滞留,即实现护肤活性成分的皮肤靶向输送。本实验采用新型纳米药物载体系统缓释理念和包埋技术,将神经酰胺-3、聚谷氨酸钠、霍霍

巴籽油、海藻糖、稻米发酵产物滤液等不同保湿机制的活性成分同时包载于同一纳米乳中,可有效促进保湿活性成分透皮吸收,使其在皮肤中长时间滞留、缓释、控释,实现不同保湿活性成分的皮肤靶向输送,解决活性成分难以透皮吸收以及水分散性差等问题。通过多效多靶点保湿活性成分的共载负、共输送,实现协同作用,提高化妆品保湿及皮肤屏障修复功效。本实验参考了章节末参考文献[1]～[4]进行实验设计。

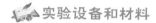 **实验设备和材料**

1. 神经酰胺-3(95%)、聚谷氨酸钠(92%)、霍霍巴籽油、海藻糖、稻米发酵产物滤液(10%)、聚甘油-6 硬脂酸酯、PEG-40 硬脂酸酯、月桂醇聚醚-9、辛酸/癸酸甘油三酯、甘油、辛基十二醇、丙二醇、苯氧乙醇、乙基己基甘油、磷钨酸、健康家兔 18 只(质量为 2.0～2.5 kg)。

2. 高速冷冻离心机、水浴恒温磁力搅拌器、药品稳定性试验箱、3 000 UV 光照试验仪、Zetasizer Nano ZS90 激光粒度仪、透射电子显微镜、CM825 皮肤水分含量测试仪、TM300 皮肤水分流失测试仪。

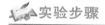 **实验步骤**

1. 纳米乳的制备

(1) 保湿共输送纳米乳的制备:准确称取 16.0 g 的聚甘油-6 硬脂酸酯、8.0 g PEG-40 硬脂酸酯、2.0 g 月桂醇聚醚-9、2.0 g 霍霍巴籽油、1.0 g 神经酰胺-3、10.0 g 辛基十二醇、5.5 g 辛酸/癸酸甘油三酯在 60 ℃水浴条件下搅拌溶解,得到混合油相备用。

(2) 准确称取 5.0 g 丙二醇、1.0 g 聚谷氨酸钠、4.0 g 海藻糖、3.0 g 甘油溶解于适量水中,得到混合水相;将水相在 60 ℃下边搅拌边滴加到混合油相中,持续搅拌后降温,加入 2.0 g 稻米发酵产物滤液和 0.5 g 苯氧乙醇和乙基己基甘油,搅拌均匀后得到保湿共输送纳米乳。

(3) 空白纳米乳的制备:制备方法同上,不添加霍霍巴籽油、神经酰胺-3、聚谷氨酸钠、海藻糖及稻米发酵产物滤液。

2. 保湿共输送纳米乳的表征

(1) 微观形态:取适量保湿共输送纳米乳稀释至适当浓度,滴于 300 目铜网表面,5 min 后用滤纸吸去多余液体并加入 1 滴 1%磷钨酸溶液(pH=7.0),染色

5 min,用滤纸吸去多余液体,晾干后将此铜网置于透射电子显微镜下观察并拍照。

（2）粒径及粒径分布系数：将纳米乳用纯水稀释至适当浓度,通过激光粒度仪对纳米乳的粒径大小及粒径分布系数进行分析测定。

3. 皮肤刺激性试验

（1）取健康家兔 18 只,随机分为生理盐水组、空白纳米乳组和保湿共输送纳米乳组,每组动物 6 只,于试验前 24 h 将家兔背部皮肤两侧去毛,去毛后 24 h 检查去毛皮肤是否受伤,受伤皮肤不宜做皮肤刺激性试验。

（2）采用左右侧自身对比,左侧脱毛区按 0.5 mL/只涂抹药物组,右侧不涂抹做对照,并用双层纱布覆盖,胶布固定。每只家兔单笼饲养,每天定时涂抹给药 1 次,连续涂抹 7 d,在每次去除药物后 1 h 观察记录涂抹部位有无红斑和水肿反应。

4. 保湿功效评价

（1）ICR 雄性小鼠适应性饲养一周后,随机分为 3 组,每组 6 只：①生理盐水组；②空白纳米乳组；③保湿共输送纳米乳组。

（2）各组均去除背部被毛后饲养于干净舒适、昼夜分明的环境中,以标准饲料供给,食物与水充足,自由摄取。每组按每日每只小鼠 7.5 mg/cm² 背部皮肤涂抹给药,共给药 4 周。

（3）使用皮肤测试仪测定每日给药前后小鼠皮肤水含量,每次平行测定 5 次,取平均值。将涂抹后测得的皮肤水含量测试值减去涂抹前的起始值即为该时段该区域皮肤水含量增加值。

（4）同时,每天在同一时间测试皮肤水分流失速率（TEWL）,测试环境、方法同上。将经皮水分流失速率减小值和皮肤水含量测试值绘制成图。

参考文献

［1］ Choi C H, Kim J, Nam J O, et al. Microfluidic design of complex emulsions［J］. Chemphyschem: a European journal of chemical physics and physical chemistry, 2014, 15(1): 21-29.

［2］ Sivakumar M, Tang S Y, Tan K W. Cavitation technology-a greener processing technique for the generation of pharmaceutical nanoemulsions［J］. Ultrasonics sonochemistry, 2014, 21(6): 2069-2083.

［3］童柯锋.纳米乳液的研究进展及其在化妆品中的应用［J］.日用化学品科学,2019,42(8)：48-56.

［4］张美龄,秦优.低能法制备纳米乳液的研究进展［J］.日用化学品科学,2019,42(11)：37-42.